Dieta

3 Manuscritos – Dieta Cetogénica, Dieta Paleo, Dieta Mediterránea

Dieta Cetogénica

Guía Paso a Paso y 70 Recetas Bajas en Carbohidratos, Comprobadas para Adelgazar Rápido

Bajo ninguna circunstancia, ni el editor ni el autor del libro serán responsables o culpables por daños, pérdidas, desagravios debido a la información contenida aquí, ya sea directa o indirectamente.

Aviso Legal:

Este libro está protegido por derechos de autor. Solo puede ser utilizado con fines personales. Está prohibido modificar, distribuir, vender, usar, citar o parafrasear cualquier fragmento, total o parcial, del contenido sin el consentimiento explícito y por escrito del autor.

Descargo de Responsabilidad:

La información contenida en este documento es solo para fines educativos y de entretenimiento. Se ha hecho todo lo posible para proporcionar información completa, precisa, confiable y actual. No hay ningún tipo garantía de garantía expresa o implícita. Los lectores reconocen que el autor de este libro no está proporcionando asesoramiento legal, financiero, médico o profesional. El contenido de este libro se deriva de varias fuentes. Por favor, consulte a un profesional certificado antes de utilizar alguna de las técnicas descritas en este libro.

Tabla De Contenido

Introducción

Todos tenemos muchas cosas por hacer, pero muy poco tiempo para hacerlas. En el proceso de hacer todo, es común que perdamos el foco sobre aspectos importantes de nuestras vidas. Uno de estos aspectos es, probablemente, uno de los que más debemos cuidar: la salud.

Estar saludable es algo esencial para vivir una vida feliz y satisfactoria. Si no cuidas tu cuerpo, pronto verás las consecuencias. Solo con tomar mejores decisiones en tu vida cotidiana, podrás ver una gran diferencia en todo lo que hagas. El simple hecho de que tener prisa no es una excusa para saltarse las comidas o comer lo primero que encuentres.

La alimentación es importante para el cuerpo, y comer los alimentos adecuados puede lograr cambios increíbles en tu salud. No es necesario hacer cambios drásticos en la dieta ni morirse de hambre. Hay muchas dietas de moda y métodos populares que pretenden ayudarte a adelgazar rápidamente o que estarás más saludable que nunca. Por eso es necesario que reconozcas qué es bueno y qué es malo para tu cuerpo. La información de este libro te presentará una dieta que realmente funciona y que te ayudará constantemente para tener un cuerpo más saludable.

Aquí conocerás todo sobre la dieta cetogénica. Quizás ya has escuchado hablar de ella, pero no sabes lo que realmente significa. Te diremos todo lo que necesitas saber sobre ella y cómo puede ayudarte. Es momento de abandonar todas esas modas y tendencias que no solo son fraudulentas, sino que también son nocivas para tu cuerpo.

A medida que sigas leyendo este libro, conocerás exactamente por qué tantas personas dan fe sobre los resultados de esta dieta. Al finalizar, tú también serás un seguidor.

Capítulo 1: ¿Qué es la Dieta Cetogénica?

La dieta cetogénica o dieta keto (por la palabra "*ketogenic*", en inglés) ha ganado popularidad en los últimos años. Básicamente, se trata de una dieta baja en carbohidratos y alta en grasas. Los beneficios de esta dieta incluyen regular el azúcar en la sangre además de controlar los niveles de insulina en el cuerpo. El metabolismo de tu cuerpo se enfocará en quemar las grasas en vez de los carbohidratos para proporcionar la energía que necesita.

Las cetonas producidas en el hígado son usadas para proporcionar energía a tu cuerpo. Además, la ingesta de carbohidratos se reduce drásticamente y se reemplaza con grasa. Esto obliga a tu cuerpo a entrar en un estado de cetosis y a su vez, tu cuerpo empieza a quemar grasas con mayor facilidad ya que la utiliza para producir energía, en lugar de depender de los carbohidratos. La grasa en el hígado también se convierte en cetonas, las cuales suministran energía al cerebro.

Ahora explicaremos cómo funciona esta dieta. Al tener una alimentación alta en carbohidratos, tu cuerpo producirá más glucosa e insulina. Ya que la glucosa es la molécula más fácil de descomponer, el cuerpo elige usarla como fuente de energía en lugar de cualquier otra grasa que consumes. Esto ocasiona que la grasa se acumule en diferentes partes del cuerpo, lo que conocemos como ganar peso. Sin embargo, cuando disminuyes la ingesta de carbohidratos, tu cuerpo entra en una condición llamada cetosis. Se trata de un proceso natural del cuerpo donde las grasas en el hígado se descomponen para producir cetonas. Una vez tu cuerpo entre en este estado metabólico, comenzará a utilizar la grasa acumulada como la principal fuente de energía.

Hay muchas variaciones de la dieta keto que puedes seguir:

- ➢ La dieta cetogénica estándar implica una ingesta muy baja de carbohidratos, proteína moderadas y altas cantidades de grasa.
- ➢ La dieta cetogénica de alta proteína implica una ingesta mayor de proteínas que la dieta estándar.
- ➢ La dieta cetogénica dirigida implica la ingesta de más carbohidratos dependiendo de tus rutinas de entrenamiento.
- ➢ La dieta cetogénica cíclica, como su nombre lo dice, tiene un ciclo donde sigues la dieta por un número específico de días, luego se añaden carbohidratos por unos días y después se continúa con la dieta.

Demos un vistazo a lo que puedes hacer para seguir esta dieta. Hemos preparado una lista de alimentos que puedes comer y aquellos que debes evitar. De esta manera, puedes llevar un seguimiento sobre qué comes y estar seguro de que sigues la dieta al pie de la letra.

Debes evitar consumir la mayoría de los alimentos a base de carbohidratos. La siguiente es una lista de alimentos que debes evitar:

- Papas, zanahorias y otros tubérculos o raíces comestibles.
- Aceites vegetales procesados

- Alcohol
- Productos de dieta o bajos en grasa
- Frutas
- Granos y almidones, como arroz, pasta, cereales, etc.
- Lentejas, guisantes, garbanzos y otros frijoles o legumbres
- Alimentos libres de azúcar

Debes comer alimentos bajos en carbohidratos, pero con suficientes proteínas y grasas: La siguiente es una lista de alimentos que puedes comer:

- Vegetales bajos en carbohidratos, como cebollas y tomates
- Nueces y semillas, como las semillas de chía, almendras, semillas de lino, etc.
- Huevos
- Pollo, tocino, pavo, carnes rojas, jamón
- Mantequilla y crema de vacas alimentadas al pasto
- Aceites comestibles saludables, como aceite de oliva, de coco, de aguacate
- Aguacates o guacamole
- Quesos sin procesar
- Salmón, trucha, caballa y otros peces altos en grasa

- Vegetales verdes como col rizada y espinaca

Estas listas sobre lo que puedes comer y lo que debes evitar te ayudarán al momento de seleccionar tus alimentos. Aléjate de todo lo que no sea parte de la dieta keto y pronto verás resultados. Hay muchísimas recetas que puedes preparar para ayudarte a seguir esta dieta sin que llegue se vuelva tediosa o aburrida. Puedes probar diferentes recetas inspiradas en la dieta keto con las que puedes preparar las comidas adecuadas y también comer algo delicioso y nuevo todos los días. Cuando sientas hambre entre las comidas, puedes comer una porción pequeña de algún alimento de la dieta keto. Por ejemplo, una porción de chocolate oscuro, fresas, salsa y guacamole, huevos cocidos, nueces, queso o algo de yogurt.

Con esta dieta no tienes que morir de hambre, ni renunciar a toda la comida que te gusta. Solo tienes que disminuir el consumo de algunas cosas que normalmente podrías comer, y reemplazarlas por otras comidas. Si te preocupa comer fuera de casa, también es fácil ajustar las comidas de acuerdo a esta dieta. Si ordenas una hamburguesa, no te comas el pan. O puedes elegir un plato fuerte de carne o pescado. Para el postre, puedes comer algunas bayas con crema o quesos. Los platillos a base de huevo también son una buena opción. La verdad es que no se trata de una dieta tan difícil cuando ya has aprendido lo básico, ya sea en preparando comidas en casa o comiendo en un restaurante. Los cambios que logres con esta dieta son fáciles de mantener y serás capaz de ver los resultados bastante pronto.

Una vez que empieces con esta dieta, solo ten en cuenta lo siguiente para evitar cualquier problema.

Precauciones:

- La gripe ceto es algo habitual en las personas que comienzan esta dieta. Los síntomas pueden ser: bajos niveles de energía, problemas para dormir, náuseas e incremento de la sensación de hambre. Estos síntomas desaparecen por completo después de unas semanas. Puedes empezar reduciendo la ingesta de carbohidratos poco a poco, hasta eliminarlos totalmente de tu dieta.

- El contenido de agua y minerales en tu cuerpo también se verá afectado, por lo que es recomendable añadir más sal y suplementos a tu dieta para equilibrar esto.

- Debes alimentarte hasta estar lleno. Nunca debes comer menos con esta dieta solo para adelgazar más rápido.

- Suplementos como el suero de leche, la cafeína y la creatina pueden ayudarte al comenzar esta dieta.

La dieta cetogénica es una excelente opción para la mayoría de las personas y ha sido demostrada como un método muy efectivo. No obstante, las personas que sufren de algunas enfermedades o condiciones, deben consultar primero con su médico. Los cambios en la dieta pueden afectar el tratamiento que recibas para esas condiciones, y también a tu cuerpo. Solo continúa con esta dieta si tu médico lo aprueba. La dieta es efectiva si la sigues de forma correcta y constante por un período de tiempo. No verás los resultados en un día o dos, pero tendrá efectos duraderos con los que tu cuerpo se beneficiará.

Capítulo 2: Cómo Puede Ayudarte Esta Dieta a Estar Saludable y Por Qué Debes Seguirla

Se puede mencionar una cantidad de razones para convencer a cualquiera de que seguir la dieta cetogénica es su mejor opción. Con esta dieta en particular, se pueden resolver problemas y condiciones médicas relacionadas con el peso. Por lo tanto, se puede decir que es una dieta para todos. Por esto, hemos preparado una lista sobre todos los beneficios que puedes obtener al seguir la dieta keto.

- ➢ La principal razón para adoptar esta dieta es la pérdida de peso. Ya que el cuerpo utiliza la grasa y la convierte energía, se puede perder mucho peso. Tus niveles de insulina también disminuyen con esta dieta, lo que permite quemar más grasa y eventualmente adelgazar. Se ha demostrado que esta dieta más efectiva que otras donde se reduce el consumo de grasa.

- ➢ La diabetes es una enfermedad que afecta a muchas personas y esta dieta también puede ayudarles. El exceso de grasa en el cuerpo está relacionado con la pre-diabetes y la diabetes tipo 2. Tu sensibilidad a la insulina es mucho mayor cuando estás bajo el régimen de la dieta cetogénica, y esto ayuda a mejorar los síntomas de estas enfermedades. Gracias a la pérdida de peso, la dieta puede ayudar bastante con las complicaciones por diabetes.

- ➢ Como los niveles de energía son más altos, te vuelves mucho más productivo. Los alimentos altos en grasas son una fuente más nutritiva para consumir y además proporcionan mucha energía al organismo. Esto ayuda a mantenerte saciado y con mucha energía durante todo el día.

➢ La función cerebral y el enfoque también se beneficia. Las cetonas producidas por esta dieta actuarán como combustible para el cerebro. Además, los niveles de azúcar en la sangre en tu cuerpo se mantendrán balanceados. Con la dieta cero, la persona tiene un mejor nivel de concentración.

➢ Los pacientes con epilepsia son unos de los principales defensores de la dieta cetogénica. Los niños afectados por epilepsia son tratados con esta dieta como una forma de terapia. Se ha demostrado que es efectiva y se ha venido usando durante mucho tiempo. Con la ayuda de la dieta keto, los pacientes pueden reducir las dosis que requieren para tratar su enfermedad, y logran sentirse mucho mejor en todos los aspectos.

➢ Otra razón es el acné, el cual es un problema común para la mayoría de las personas en algún punto de su vida. La dieta keto reduce los niveles de insulina, lo que implica menos ingesta de azúcar. Gracias a esto, la presencia de acné es mucho menor en aquellos que siguen esta dieta.

➢ Los niveles de colesterol y la presión arterial son dos factores que cualquier persona debe cuidar. La dieta keto ayuda a aumentar el colesterol bueno (HDL) y a disminuir el colesterol malo (LDL). La pérdida de peso también ayuda a reducir la presión arterial alta.

- La resistencia a la insulina puede causar muchos problemas. La dieta keto ayuda a aumentar la sensibilidad a la insulina y, por lo tanto, mejora esta condición. Esto también ayuda a prevenir la diabetes.

- Muchas enfermedades del corazón ocurren por la presión arterial, la grasa corporal y los niveles de azúcar en la sangre. Con la dieta keto se pueden mantener los niveles adecuados en el cuerpo y así evitar estas enfermedades y accidentes cardiovasculares.

Como puedes ver, son muchos los beneficios que se obtienen con solo seguir una dieta cetogénica básica. Estos resultados son la razón por la cual tantas personas recomiendan esta dieta y es hora de que tú también la pruebes.

Capítulo 3: Desayunos

Quiche de Espinaca, Champiñones y Queso Feta sin Corteza

Porciones: 3

Ingredientes:

- 4 oz. de champiñones blancos picados
- 5 oz. de espinacas (descongelar si no son frescas)
- 1 diente de ajo picado
- ½ taza de leche
- 2 huevos grandes batidos
- 2 cuchadas de parmesano rallado
- 1 oz. de queso feta
- ¼ taza de mozzarella rallado
- Sal y pimienta al gusto

Preparación:

1. Precalentar el horno a 350 F. Exprimir y remover el exceso de líquido de las espinacas.
2. Colocar una sartén antiadherente a fuego medio y rociarla con aceite para cocinar. Saltear los champiñones con el ajo hasta que se cocinen por completo y estén tiernos.
3. Engrasar un molde para tartas rociándolo con aceite. Colocar la espinaca en el molde creando una base y luego cubrir con los champiñones salteados. Colocar los trozos de queso feta.
4. Mezclar el parmesano, la leche y los huevos batidos. Sazonar con sal y pimienta y batir la mezcla.
5. Verter la mezcla en el molde. Esparcir el mozzarella

rallado por encima.

6. Colocar el molde sobre una bandeja para hornear y llevar al horno hasta que esté dorado.
7. Cortar y servir.

Batido de Espinaca y Pepino

Ingredientes:

- 2 tazas de espinacas
- 1 pepino picado en cubos
- 1 taza de leche de coco sin azúcar
- 15 gotas de estevia líquida
- ½ cucharadita de goma xantana
- 2 cucharaditas de aceite de TCM
- 8 cubos de hielo

Preparación:

1. Lavar y triturar las hojas de espinacas.
2. Colocar las espinacas y el pepino en cubo dentro de la licuadora.
3. Verter la leche de coco sin azúcar y la estevia.
4. A esta mezcla, añadir media cucharadita de goma xantana y dos cucharaditas de aceite TCM.
5. Agregar los cubos de hielo y mezclar todo utilizando un cucharón.
6. Licuar por 2 minutos. Las hojas de espinaca dan a esta bebida una textura increíble.
7. Servir inmediatamente.

Frittata de Tomate y Brócoli

Porciones: 3

Ingredientes:

- 5 huevos batidos
- 1 cucharada de aceite de oliva
- 1 oz. de queso gouda desmenuzado
- 1 cabeza pequeña de brócoli separada en floretes
- 1 tomate mediano picado
- 1/2 cucharadita de pimienta en polvo
- 1 aguacate pequeño pelado, deshuesado y rebanado

Preparación:

1. Colocar en un bol los huevos, el brócoli, el tomate, sal y pimienta y mezclar bien.
2. Añadir el queso y mezclar hasta se haya integrado bien a la mezcla.
3. Colocar una sartén para hornos a fuego medio. Agregar aceite y mover la sartén para que el aceite lo cubra todo.
4. Verter la mezcla de huevo y cocinar hasta la mezcla tome firmeza por los lados.
5. Retirar del fuego.
6. Llevar al horno precalentado a 425 F y hornear por 20-30 minutos o hasta que esté dorado.
7. Cortar y servir las porciones acompañadas de las rebanadas de aguacate.

Tostada Francesa

Porciones: 9

Ingredientes:

Para el pan de proteína:

- 6 claras de huevo
- 2 oz. de queso crema
- ½ taza de polvo de proteínas

Para la tostada francesa:

- 1 huevo
- ½ cucharadita de vainilla
- ¼ taza de leche de coco o de almendras
- ½ cucharadita de canela en polvo.

Para el jarabe:

- ¼ taza de mantequilla
- ¼ leche de almendras
- ¼ taza de endulzante Swerve o sustituto de azúcar.

Preparación:

1. Para el pan: Batir las claras hasta que estén firmes.
2. Añadir el polvo de proteínas a las claras y mezclar suavemente. Agregar el queso crema con movimientos envolventes.
3. Engrasar un molde para pan y colocar la masa dentro de él.
4. Llevar al horno precalentado a 325 F y hornear hasta que esté dorado.
5. Rebanar el pan cuando esté frío. Reservar 9 rebanadas de pan.

6. Para la tostada francesa: Llevar una sartén engrasada a fuego medio.
7. Mezclar 1 huevo, la leche de almendras, la vainilla y la canela en un bol.
8. Pasar una rebanada de pan por la mezcla.
9. Cocinar la rebanada en la sartén bien caliente hasta que esté dorada por ambos lados. Repetir el proceso con el resto del pan.
10. Para el jarabe: Derretir la mantequilla en una olla a fuego alto. Añadir el endulzante Swerve y la leche juntas. Batir hasta que la mezcla quede suave. Retirar del fuego y dejar enfriar. Almacenar en un recipiente hermético dentro del refrigerador.
11. Cubrir la tostada francesa con el jarabe y servir.

Mini Frittatas Santa Fe

Porciones: 4

Ingredientes:

- 5 huevos grandes
- 1 clara de huevo
- 4 oz. de salchicha de cerdo
- 1/4 taza de leche
- 1/2 taza de pimiento rojo picado en cubos pequeños
- 1/2 taza de pimento amarillo picado en cubos pequeños
- 1/4 taza de queso Pepper Jack
- Sal al gusto
- Pimienta en polvo al gusto
- 1 cebolla picada finamente
- 2 cucharaditas de cilantro fresco picado finamente

Preparación:

1. Llevar una sartén a fuego medio. Colocar las salchichas y cocinar hasta que estén listas.
2. Retirar con una espumadera y reservar. Desmenuzar las salchichas cuando estén frías.
3. Llevar la sartén al fuego nuevamente. Cocinar los pimientos hasta que estén tiernos. Retirar del fuego y reservar.
4. Agregar huevos, la clara de huevo y leche en un bol y mezclar bien.
5. Tomar 6 moldes para muffins y engrasarlos con mantequilla o aceite. Colocar la salchicha dentro de los moldes y luego los pimientos formando una capa.
6. Luego verter la mezcla de huevo y esparcir queso por

encima. Mezclar ligeramente con un tenedor.

7. Hornear en un horno precalentado a 350 F por 20-30 minutos o hasta que esté dorado. Retirar del horno.
8. Soltar los bordes de la frittata con un cuchillo. Voltear sobre un plato y servir.

Batido de Kiwi y Aguacate

Ingredientes:

- 2 aguacates
- 1/2 taza de leche de coco
- 1/2 taza de kiwis
- 1 cucharada de suero de leche en polvo con sabor a vainilla
- 1 cucharada de semillas de chía
- 6 gotas de estevia líquida
- 1/2 taza de agua
- 3 cubos de hielo
- Canela en polvo (para decorar, opcional)

Preparación:

1. Pelar, deshuesar y preparar los aguacates y reservar.
2. Agregar los aguacates y media taza de leche de coco a una licuadora.
3. Añadir media taza de kiwis recién cortados a la mezcla y 1 cucharada de suero de leche en polvo con sabor a vainilla. Licuar por 30 segundos a velocidad media.
4. Añadir las semillas de chía y la estevia líquida a la mezcla dentro de la licuadora.
5. Verter media taza de agua y los cubos de hielo a la licuadora.
6. Licuar a velocidad media hasta que quede suave.
7. Decorar con canela en polvo y servir bien frío.

Shakshuka del Medio Oriente

Porciones: 6

Ingredientes:

- 18 oz. de carne para guisar
- 6 huevos
- 5 dientes de ajos picados
- 1 cebolla grande picada
- 3 pimientos poblanos picados
- 1 pimiento rojo grande picado
- 1 pimiento verde grande picado
- 2 hojas de laurel
- 1 ½ cucharaditas de paprika
- 1 ½ cucharaditas de comino molido
- ¾ cucharadita hojuelas de pimiento rojo molido
- Sal al gusto
- Pimienta al gusto
- 3 cucharadas de aceite de oliva extra virgen
- ¾ taza de salsa de tomate
- 1 ½ latas (15 oz. cada una) de tomates cortados en cubos

Preparación:

1. Mezclar en un bol grande el comino, la paprika, la sal y la pimenta. Añadir la carne y mezclar hasta que esté bien cubierta.
2. Calentar una sartén a fuego medio y verter el aceite. Cuando el aceite esté bien caliente, colocar la carne y las especias. Saltear hasta que se dore.
3. Agregar cebollas, los pimientos picados, los pimientos poblanos y el ajo. Saltear hasta que las cebollas estén

transparentes.

4. Añadir las hojas de laurel, la pimienta en polvo y los tomates con su jugo y triturar los tomates un poco dentro de la mezcla. Revolver bien y cocinar a fuego medio por 20 minutos.
5. Cuando la carne esté cocinada, retirar las hojas de laurel de la salsa. Revolver bien. Probar y sazonar si es necesario.
6. Hacer 6 espacios dentro del guiso. Romper un huevo en cada uno. Tapar y dejar a fuego bajo hasta que los huevos estén cocidos según gustes.

Tortilla Italiana

Ingredientes:

- 6 huevos
- 3 oz. de queso Brie entero rebanado
- 3 cucharadas de mantequilla
- 15 aceitunas Kalamata deshuesadas
- 3 cucharadas de aceite de TCM
- 1/2 cucharadita de sal
- 1 1/2 cucharaditas de hierbas provenzales
- 1 aguacate grande pelado, deshuesado y cortado en rebanadas gruesas

Preparación:

1. Agregar en un bol los huevos, el aceite, las hierbas provenzales, las aceitunas y la sal. Mezclar bien.
2. Llevar una sartén antiadherente a fuego medio o alto. Agregar mantequilla. Cuando la mantequilla se derrita, colocar el aguacate y freír hasta que esté dorado completamente. Retirar y reservar.
3. Llevar la sartén nuevamente a fuego alto. Cocinar la mezcla de huevo preparada.
4. Colocar las rebanadas de queso sobre la mezcla. Cubrir y cocinar hasta que esté dorado por debajo.
5. Dar la vuelta y cocinar el otro lado también. Retirar la tortilla de la sartén.
6. Cortar en 6 porciones. Colocar las rebanadas de aguacate por encima y servir.

Batido Keto de Col Rizada e Hierbas

Ingredientes:

- 1 racimo de col rizada
- 1 cucharadita de sal
- 2 cucharadas de colágeno
- 2 cucharaditas de vinagre de sidra de manzana
- 1 cucharadita de orégano en polvo
- 2 cucharaditas de mantequilla
- 10 gotas de aceite de TCM

Preparación:

1. Tomar un manojo de col rizada y lavarla muy bien el fregadero con agua.
2. Cocinar en una olla vaporera por 8 minutos. Dejar que la col se enfríe un tiempo.
3. Escurrir el agua y verterla en una licuadora.
4. Añadir una cucharadita de sal y las dos cucharadas de colágeno.
5. Medir dos cucharaditas de vinagre de sidra de manzana y añadir a la mezcla. Mezclar bien.
6. Agregar ahora una cucharadita de orégano en polvo, 2 cucharaditas de mantequilla y 10 gotas de aceite de TCM.
7. Licuar bien los ingredientes por dos minutos hasta que la mezcla tenga una textura suave.
8. Servir inmediatamente.

Sándwiches con Pan de Lino

Porciones: 3

Ingredientes:

- 9 cucharadas de linaza molida
- 1 cucharadita de semillas de alcaravea
- 2 cucharaditas de cebolla en polvo
- 3 huevos grandes
- 1 cucharadita de polvo de hornear
- 1 1/2 cucharadas de agua
- 2 gotas de estevia
- 1 1/2 cucharadas de aceite de oliva

Preparación:

1. Mezclar en un bol todos los ingredientes secos.
2. Mezclar en otro bol todos los ingredientes húmedos.
3. Verter la mezcla húmeda dentro del bol con los ingredientes secos y mezclar bien.
4. Verter la mezcla en un molde para muffins bien engrasado (llenar hasta cubrir 2/3 del molde)
5. Llevar a un horno precalentado a 325 F por 15 minutos o hasta que el pan esté listo.
6. Cortar en el medio, horizontalmente. Servir con aderezos y guarniciones de tu elección.

Batido de Calabaza con Vainilla

Ingredientes:

- 1 calabaza mediana
- 1/2 taza de suero de leche en polvo con sabor a vainilla
- 1 cucharadita de esencia de vainilla
- 2 tazas de leche de almendras

Preparación:

1. Precalentar el horno a 300 F.
2. Cortar la calabaza a la mitad y colocar las dos mitades boca abajo en una bandeja.
3. Hornear hasta que esté tierna (alrededor de 30 minutos). Sacar del horno y pinchar con una aguja o tenedor para verificar que esté lista.
4. Dejar que se enfríe unos minutos.
5. Una vez fría, sacar las semillas con una cuchara.
6. Sacar la carne de la calabaza y colocarla en una licuadora.
7. Añadir el suero de leche en polvo y la esencia de vainilla a la mezcla.
8. Licuar por 2 minutos a velocidad media hasta que esté suave. Luego añadir la leche de almendras y licuar por otro minuto.
9. Verter en vasos y refrigerar. Este batido puede conservarse en el refrigerador hasta por una semana.

Huevos Horneados a la Sartén

Porciones: 2

Ingredientes:

- 1/3 taza de yogur griego simple
- 1 cucharada de mantequilla sin sal dividida en dos cubos
- 2 cucharadas de puerro picado
- 1 diente de ajo picado en dos
- Sal al gusto
- 1 cucharadita de aceite de oliva
- 1 cebollín picado
- 1 cucharadita de jugo de limón fresco
- 5 tazas de espinaca fresca picada
- ½ cucharadita de orégano fresco picado
- Hojuelas de pimiento rojo molido al gusto
- 2 huevos grandes

Preparación:

1. Verter el yogurt en un bol y agregar sal y el ajo. Reservar.
2. Llevar una sartén grande a fuego medio. Agregar la mitad de la mantequilla y una vez se derrita, agregar el puerro y el cebollín.
3. Bajar el fuego. Saltear hasta que los vegetales estén tiernos.
4. Subir el fuego. Agregar la espinaca, el jugo de limón y sal. Saltear hasta que las espinacas estén sofritas.
5. Trasferir la preparación a una sartén para hornos. Abrir dos espacios dentro en la sartén.
6. Romper dos huevos con cuidado en cada espacio.

Añadir sal. Llevar la sartén a un horno precalentado a 300 F y hornear hasta que los huevos estén listos.

7. Llevar una olla pequeña al fuego y colocar el resto de la mantequilla. Agregar las hojuelas de pimiento y sal. Cuando empiece a espumar, agregar el orégano y cocinar por 30 segundos. Retirar del fuego.
8. Retirar el ajo del yogur. Cubrir los huevos y espinacas con el yogur y salpicar la mantequilla picante por encima.
9. Servir.

Tortilla Taiwanesa de Ostras

Porciones: 1

Ingredientes:

- 2 oz. de ostras en su concha con jugo
- ½ cucharadita de arrurruz en polvo
- 1 cucharada de almidón de batata
- 1 huevo
- 2 cucharaditas de manteca de cerdo
- 2 cucharaditas de aceite de oliva
- 1/8 cucharadita de aceite de sésamo
- 2 cucharaditas de aceite de maní
- 1 cucharada de cebollín picado
- 1/3 taza de hojas de baby bok choy
- Pimienta blanca en polvo al gusto
- Sal al gusto

Para la salsa de la tortilla:

- ½ cucharadita de salsa de tomate
- ½ cucharadita de salsa hoisin
- 1/8 cucharadita vinagre de arroz
- ¼ cucharadita de salsa sriracha
- ¼ cucharadita de aceite de chili chino

Preparación:

1. Para la salsa de la tortilla: Agregar todos los ingredientes de la salsa en un bol junto a una cucharada de agua hirviendo. Mezclar y reservar.
2. Apartar 2 cucharaditas del líquido de las ostras y

drenar el resto.

3. Agregar el almidón de batata, el arrurruz en polvo, la sal, el jugo de ostras y una cucharadita de agua en un bol y mezclar bien.
4. En otro bol, verter los huevos, sal, pimienta y aceite de sésamo y batir bien.
5. Llevar una sartén a fuego medio. Agregar la manteca de cerdo. Cuando se derrita, añadir el bok choy y saltear hasta que esté sofrito.
6. Verter la mezcla de la salsa sobre el bok choy. Agregar las ostras. Dejar que se cocinen hasta que se vuelvan transparentes.
7. Añadir la mezcla de huevo.
8. Cubrir con una tapa. Cocinar por 2 minutos al vapor, luego destapar y llevar a un plato.
9. Decorar con cebollín picado y servir.

Tortilla de Queso y Brócoli

Porciones: 2

Ingredientes:

- 4 claras de huevo
- 2 huevos
- 1 taza de brócoli picado finamente y cocido
- 2 cucharadas de leche de almendras
- Sal al gusto
- Pimienta en polvo al gusto
- 2 rebanadas de queso suizo
- Aceite comestible en aerosol

Preparación:

1. En un bol, agregar los huevos, las claras, la leche, la sal y la pimienta y batir bien.
2. Llevar una sartén antiadherente a fuego medio. Rociar con aceite comestible en aerosol.
3. Cuando la sartén esté bien caliente, verter la mezcla de huevo. Mover la sartén para que el huevo se extienda bien.
4. Colocar una rebanada de queso en el centro de la tortilla. Añadir la mitad del brócoli por encima del queso.
5. Cocinar hasta que el huevo esté listo. Doblar los lados de la tortilla sobre el brócoli. Llevar a un plato y servir.
6. Repetir los 3 pasos anteriores con el resto de la mezcla y el brócoli.

Batido de Chocolate y Sésamo

Ingredientes:

- 2 cucharadas de proteína en polvo baja en carbohidratos
- 2 cucharaditas de cacao en polvo sin azúcar
- 1 cucharadita de cáscaras de psilio
- 300 ml de agua
- 2 cucharadas de aceite de sésamo
- 5 gotas de endulzante líquido
- 200 ml de crema de leche, con no más de 35g de grasa

Preparación:

1. Mezclar la proteína en polvo, el cacao en polvo y las cáscaras de psilio en un vaso grande.
2. A esta mezcla, añadir 300ml de agua y revolver hasta que la mezcla esté suave (también se puede usar una licuadora, pero es fácil de hacer en un vaso).
3. A esto, añadir 2 cucharadas de aceite de sésamo y el agente endulzante líquido. El aceite de oliva proporciona nutrientes esenciales al batido y le da un sabor a nuez.
4. Agregar una cucharada de crema de leche a la mezcla. No agitar, solo mezclar suavemente hasta que los ingredientes estén homogéneos.
5. Agregar cubos de hielo y beber el batido dentro de media hora.

Muffins de Canela

Porciones: 4

Ingredientes:

Para los muffins:

- 1/2 taza de harina de coco
- 6 huevos
- 4 cucharadas de linaza molida
- 20 nueces picadas
- 1 taza de yogur natural
- 4 cucharadas de leche de almendras
- 1/2 taza de jarabe de arce sin azúcar
- 1/2 cucharadita de gaseosa
- 1/2 cucharadita de sal
- 4 cucharadas de canela en polvo

Para el glaseado:

- 4 cucharadas de mantequilla derretida
- 1/2 taza de jarabe arce sin azúcar
- 4 cucharadas de canela en polvo

Preparación:

1. Para los muffins: Mezclar todos los ingredientes secos en un bol.
2. Mezclar todos los ingredientes húmedos en un bol.
3. Agregar lentamente los ingredientes secos a los ingredientes húmedos y batir bien.
4. Verter la mezcla en moldes para muffins engrasados (llenar hasta cubrir 3/4 del molde).
5. Llevar a un horno precalentado a 350 F por 20-30 minutos o hasta que estén ligeramente dorados. Sacar

del horno y dejar enfriar por 10 minutos.
6. Mientras los muffins se enfrían, mezclar los ingredientes para el glaseado.
7. Soltar los bordes de los muffins con un cuchillo. Voltear sobre un plato y luego cubrir con el glaseado.
8. Servir calientes.

Capítulo 4: Sopas y Ensaladas

Ensalada Tailandesa de Camarones Picantes

Porciones: 6

Ingredientes:

- 1 y ½ libras de camarones pequeños, pelados y desvenados
- 6 cucharaditas de salsa de pescado
- 3 cucharadas de jugo de lima
- 1 ½ cucharadas de aceite de oliva
- Gotas de estevia al gusto
- 1 pimiento rojo mediano picado finamente
- 1 pimiento amarillo mediano picado finamente
- 2 pepinos medianos picados finamente
- Sal al gusto
- ½ cucharadita de pimienta roja triturada
- 2 cucharadas de albahaca fresca picada
- 2 cucharadas de menta fresca picada
- 2 cucharadas de cilantro fresco picado

Preparación:

1. Saltear los camarones a fuego medio por dos minutos hasta que estén bien cocinados.
2. Otra opción es cocinarlos al vapor si así lo prefieres.
3. Transferir los camarones a un bol. Agregar el resto de los ingredientes y mezclar bien.
4. ¡Servir!

Ensalada de Aguacates Rellenos con Pollo

Porciones: 2

Ingredientes:

- 6 oz. de pechuga de pollo
- 2 cucharadas de cebollas rojas picadas en cubo
- 2 aguacates
- 2 tallos de apio
- 2/3 taza de crema agria
- Sal y pimienta al gusto

Preparación:

1. Cocinar la pechuga de pollo a fuego bajo hasta que esté tierna. Desmenuzarla con la ayuda de un par de tenedores.
2. En un bol, mezclar el pollo, la cebolla morada y el apio.
3. Cortar el aguacate en dos mitades y sacar una parte con una cuchara. Luego añadir esta parte del aguacate al relleno de pollo.
4. Mezclar con la crema agria y añadir sal y pimienta.
5. Rellenar los aguacates con la mezcla y servir.

Ensalada de Fideos de Calabacín con Fresas, Queso de Cabra y Pistachos

Porciones: 2

Ingredientes:

Para la ensalada:

- 2 fresas picadas
- 2 tazas de fideos de calabacín
- 2 cucharadas de queso de cabra, rebanado y desmenuzado
- 2 cucharadas de pistachos

Para el aderezo:

- 8 fresas
- 4 cucharadas de aceite de aguacate
- 4 cucharadas de vinagre balsámico
- 1 cucharadita de ajo picado
- ¼ cucharadita de sal
- ¼ cucharadita de pimienta recién molida

Preparación:

1. Mezclar los ingredientes de la ensalada en un bol.
2. Colocar los ingredientes para el aderezo dentro de una licuadora y licuar hasta que se integren completamente.
3. Mezclar la ensalada con 2 cucharadas del aderezo balsámico de fresa y servir.

Ensalada de Salmón

Porciones: 4

Ingredientes:

- 3 tallos de apio picados finamente
- 2 chalotes picadas
- 2 dientes de ajo picados
- 1 pimiento picado finamente
- 1 pepino mediano
- ½ tomate pinto
- ¼ aceite de oliva o cantidad al gusto
- Jugo de ½ limón
- Cáscara de ½ limón
- 1 cucharada de vinagre de vino rojo
- ½ cucharadita sal kosher o cantidad al gusto
- ½ cucharadita de eneldo fresco o seco
- ¼ cucharadita de pimienta negra recién molida
- ¼ cucharadita de paprika ahumada
- ¼ cucharadita de comino molido
- ¼ cucharadita de hojuelas de pimienta roja triturada
- 2 latas de salmón escurridas

Preparación:

1. Cortar el pepino a la mitad por lo largo y luego cortar en rebanadas. Cortar los tomates a la mitad.
2. Agregar todos los ingredientes en un bol grande. Mezclar bien y refrigerar por una hora.
3. Añadir más condimentos si es necesario y servir.

Ensalada de Espinaca y Tocino

Porciones: 3

Ingredientes:

- 4 tazas de espinacas crudas
- ½ taza de chalotes picados
- 6 rebanas de tocino
- 1 cucharada de mantequilla

Preparación:

1. Cortar el tocino finamente. Derretir la mantequilla en una sartén a fuego medio.
2. Agregar los chalotes y el tocino al sartén. Saltear hasta que los chalotes estén dorados y transparentes.
3. Ahora puede agregar la espinaca y cocinarla hasta que las hojas estén sofritas. Añadir junto al resto de los ingredientes y servir caliente.

Ensalada de Pollo al Estilo Tailandés

Porciones: 3

Ingredientes:

- 1 chalote picado
- 3 cucharadas de mayonesa
- 3 cucharadas de yogur natural sin grasa
- 1 cucharadita de jugo de limón
- 1 cucharada de salsa de chili
- 3 tazas de pollo, sin piel, deshuesado y picado
- Pimienta en polvo al gusto
- Sal al gusto
- 1 pimiento rojo pequeño picado
- ½ taza de repollo de Napa picado finamente
- 2 cucharadas de anacardos picados y tostados
- 1 cucharada de aceite de maní.

Preparación:

1. Saltear el pollo a fuego bajo usando aceite de maní.
2. Mezclar bien el resto de los ingredientes y luego añadir el pollo salteado a la mezcla.
3. Servir.

Ensalada de Pollo, Tomate y Tocino

Ingredientes:

Para la ensalada:

- 2 pechugas de pollo grande y crudas (cortadas en trozos de una pulgada cada uno)
- 4 cucharaditas de Canadian Steak Brand (o cualquier otro tipo de sazonador o condimento para carnes)
- 4 cucharadas de mantequilla
- 10 rebanadas de tocino
- 2 tomates pequeños
- 3 oz. de queso muenster

Para el aderezo:

- 3 cucharadas de mantequilla
- 2 huevos crudos (preferiblemente huevos de una gallina en pastoreo, así los huevos tendrán más nutrientes)
- 3 oz. de mayonesa
- 3 cucharaditas de jugo de limón
- 1 cucharadita de sal

Preparación:

La ensalada

1. Agregar el sazonador Canadian Steak al pollo y cubrirlo bien.
2. Llevar una sartén a fuego medio y agregar mantequilla. Cuando empiece a derretirse, agregar las pechugas de pollo y saltearlas.

3. Revisar que el pollo esté bien cocinado antes de retirarlo del sartén. Reservar a un lado para que se enfríe a temperatura ambiente.
4. Cortar el tocino en tiras finas. Saltear el tocino en una sartén a fuego medio hasta que suelte toda su grasa.

El aderezo

1. Colocar mantequilla en una sartén pequeña y llevarla a fuego bajo. Cuando empiece a derretirse, retirar del fuego y dejar que la mantequilla se enfríe.
2. Agregar las yemas a la mantequilla y batir las dos bien hasta que la mezcla se vea suave y brillante.
3. Agregar el resto de los ingredientes y seguir batiendo hasta que esté suave y ligera.

La ensalada terminada

1. Tomar un plato y añadir todos los ingredientes y el aderezo. Mezclar todos los ingredientes bien.
2. Asegurarse de que todos los ingredientes estén bien cubiertos con el aderezo.

Ensalada de Guisantes Capuchinos y Pollo con Leche de Coco y Lima

Porciones: 4

Ingredientes:

- 16 oz. de filetes de pollo
- 2 tazas de leche de coco ligera
- Gotas de estevia al gusto
- ½ taza de jugo de lima
- 8 tazas de lechuga romana cortadas en tiras
- 2 tazas de guisantes capuchinos picados
- 2 tazas de repollo morado cortado en tiras
- ¼ taza de cebolla roja picada
- 1/3 taza de cilantro fresco picado
- 1 cucharadita de sal al gusto

Preparación:

1. En un bol grande, batir la leche de coco, la estevia, el jugo de lima y la sal. Verter 3/4 de la mezcla en otro bol.
2. Agregar el pollo y mezclar bien.
3. Dejar marinar por 30 minutos y luego transferir la mezcla a una sartén. Cocinar el pollo con este jugo a fuego medio. Dejar que el pollo absorba los jugos mientras se cocina.
4. Retirar el pollo con una espumadera. Cuando esté frío para manejar, cortar el pollo en tiras.
5. Añadir los vegetales a un plato grande junto a 1/4 del aderezo que se había reservado. Mezclar bien.
6. Dividir las porciones y colocar la ensalada en platos individuales. Colocar las tiras de pollo sobre la

ensalada. Verter un poco de la salsa con la que se cocinó el pollo sobre el plato y servir.

Ensalada de Langosta

Porciones: 4

Ingredientes:

- 1 y 1/2 libras de langosta americana (cocinada al vapor)
- 4 tazas de repollo chino (Bok-Choy o Pak-Choi) cortado en tiras
- 1 pimiento rojo pequeño
- 8 cebollines medianos
- 2 cucharadas de semillas de sésamo
- Sal al gusto
- Pimienta en polvo al gusto

Para el aderezo:

- 4 cucharadas de vinagre de arroz
- 4 cucharadas de salsa tamari
- 2 cucharadas de aceite de canola
- 2 cucharaditas de aceite de sésamo
- 2 cucharaditas de jengibre triturado

Preparación:

1. Para el aderezo: Mezclar todos los ingredientes juntos en una jarra y agitar con fuerza.
2. Mezclar el resto de los ingredientes en un bol grande. Verter el aderezo sobre la ensalada. Mezclar bien y servir.

Crema de Brócoli

Porciones: 3

Ingredientes:

- 1 cebolla roja picada en trozos grandes
- ½ cucharadita de salsa tamari
- 1 cucharada de aceite de coco
- 2 y 1/2 tazas de agua
- 1 taza de brócoli fresco separado en floretes
- ½ cucharada de caldo deshidratado de pollo
- ½ taza de crema de leche

Preparación:

1. Calentar el aceite de coco en una sartén y saltear las cebollas rojas.
2. Agregar el brócoli y agua. Cocinar por 10 minutos.
3. Verter la sopa en una licuadora y licuar hasta obtener un puré.
4. Llevar a fuego bajo y agregar la crema. Remover la mezcla constantemente.
5. Servir caliente en tazones de sopa.

Sopa Tailandesa de Camarones con Salsa Agria y Picante

Porciones: 2

Ingredientes:

- 8 a 10 camarones pelados, desvenados y con su cola, reservar las cáscaras
- 1 cebolla pequeña picada
- 1 cucharada de aceite de coco, dividido en dos
- 1 pulgada de jengibre azul, pelado y picado en rodajas gruesas
- 2 dientes de ajo
- 2 hojas frescas de lima kaffir o ¼ cucharadita de cáscara de limón rallada
- 1 tallo de citronela picado en trozos de 1 pulgada
- 1 chile rojo tailandés picado en trozos
- ¼ libra de hongos crimini, o shiitake, u ostras, o champiñones, bien lavados y cortados en rodajas
- 2 y ½ tazas de caldo de pollo
- 1 cucharada de jugo de lima fresco
- ½ calabacín verde pequeño rebanado
- Sal al gusto
- Pimienta al gusto
- 1 cucharada de salsa de pescado
- 1 cucharada de jugo de lima fresco
- 2 cucharadas de albahaca fresca picada
- 2 cucharadas de cilantro fresco picado

Preparación:

1. Calentar una sartén a fuego medio. Agregar ½ cucharada de aceite de coco. Cuando se caliente,

agregar las cáscaras de camarones que fueron reservadas y remover constantemente hasta que se tornen rojas.

2. Añadir las cebollas, el galangal, el ajo, la citronela, las hojas de lima kaffir o la ralladura de lima, el chile rojo tailandés, sal y pimienta. Saltar por unos minutos hasta que las cebollas estén transparentes.
3. Agregar el caldo y revolver.
4. Dejar que se cocine por 10 minutos o hasta que todos los ingredientes se incorporen y cocinen totalmente.
5. Retirar las cáscaras de camarón con una espumadera. Desechar las cáscaras.
6. Verter el caldo en un bol y reservar.
7. Agregar el aceite de coco restante en una olla.
8. Cuando esté caliente, agregar las rebanadas de calabacín, los champiñones o cualquier otro hongo, sal y pimienta. Saltear por unos minutos hasta que estén tiernos.
9. Agregar el caldo ya cocido en la olla. Añadir los camarones y revolver. Dejar cocinar por otros 5 a 7 minutos.
10. Agregar el jugo de lima, sal, pimienta, y la salsa de pescado. Revolver bien. Probar y añadir más condimentos de ser necesario.
11. Dejar hervir a fuego lento por un par de minutos o hasta que los camarones se cocinen completamente. Agregar cilantro fresco y la albahaca y revolver.
12. Servir inmediatamente en tazones de sopa.

Sopa de Malvas

Porciones: 3

Ingredientes:

- 3 tazas de agua
- 3 piezas de pollo picadas en trozos pequeños
- 1 cubo de caldo de pollo deshidratado
- 1 cebolla pequeña picada
- 1 paquete (14 oz.) de malvas congeladas, en trozos o picadas
- ½ cucharadita de pimienta de Jamaica molida
- 2 dientes de ajo
- 2 cucharadas de aceite de oliva

Preparación:

1. Calentar el aceite en una sartén y saltear las cebollas. Cuando estén transparentes, agregar el pollo y revolver. Añadir agua y dejar que se cocine.
2. Cuando el pollo se haya cocinado, dejar reposar por un tiempo. Remover la grasa que flota en la parte superior del caldo.
3. Agregar las malvas, el cubo de caldo, la pimienta de Jamaica y dejar que la mezcla se cocine a fuego lento por 10 minutos.
4. Mientras se cocina, aplastar los dientes de ajo con un poco de sal.
5. Llevar una sartén pequeña a fuego medio. Agregar aceite. Cuando se caliente, agregar el ajo y saltear hasta que esté dorado. Añadir a la sopa esta mezcla de aceite y ajo y dejar que se cocine a fuego lento por otros 5 minutos.

6. Servir bien caliente en tazones de sopa.

Sopa de Pollo con Fideos de Calabacín (receta para olla eléctrica)

Porciones: 4 tazas

Ingredientes:

- 1 cebolla pequeña picada
- 2 cucharaditas de aceite de coco
- 2 dientes de ajo picados
- 1 jalapeño picado
- 1 pimiento rojo pequeño picado finamente
- ½ libra de pechuga de pollo cortada en filetes pequeños
- 3 tazas de caldo de pollo
- 1 cucharada de salsa de pescado
- Jugo de una lima
- 1 calabacín mediano
- 8 oz. de leche de coco entera
- 2 cucharaditas de pasta de curry verde tailandés
- ¼ taza de cilantro fresco

Preparación:

1. Seleccionar la opción “Saltear” en la olla. Añadir aceite. Cuando el aceite se caliente, agregar las cebollas y saltear hasta que estén transparentes.
2. Agregar jalapeño, la pasta de curry verde y saltear hasta que desprenda su aroma. Agregar caldo y leche de coco y mezclar bien.
3. Añadir el pimiento rojo, pollo, salsa de pescado y revolver. Presionar el botón para “Cancelar”.
4. Seleccionar la opción “Sopa” y ajustar el tiempo para 15 minutos. Dejar que la presión en la olla se disipe de

forma natural. Agregar cilantro y jugo de limón y luego revolver.

5. Mientras se cocina, preparar los fideos de calabacín: Usar un espiralizador de verduras con el calabacín. Otra opción es usar un pelador en juliana y hacer los fideos.
6. Dividir y colocar los fideos de calabacín en 4 tazones de sopa. Verter la sopa en cada uno. Servir inmediatamente.

Crema de Champiñones

Porciones: 3

Ingredientes:

- 1 cebolla cortada en trozos
- ½ cucharada de salsa tamari
- 1 cucharada de aceite de coco
- 1 paquete de portobellos
- ½ taza de crema de leche
- 2 y ½ tazas de agua
- ½ cucharada de sopa de champiñones deshidratada

Preparación:

1. Calentar el aceite de coco en una sartén y agregar las cebollas. Saltear hasta que estén transparentes.
2. Agregar los portobellos y la salsa tamari. Cocinar por 2 minutos.
3. Verter agua y cocinar hasta que estén tiernos.
4. Llevar la sopa a una licuadora y hacerla puré.
5. Verter la sopa de vuelta en la sartén. Calentar la sopa.
6. Bajar el fuego y agregar la crema de leche. Remover la mezcla.
7. Verter la crema en tazones de sopa y servir caliente.

Capítulo 5: Refrigerios

Albóndigas Italianas Keto

Porciones: 4

Ingredientes:

- 4 oz. de cebolla blanca picada
- 2 cucharaditas de condimentos italianos
- 1 y ½ cucharaditas de sal marina
- 1 cucharadita de pimienta negra recién molida
- 1 taza de romano rallado / parmesano / o asiago
- 1 huevo grande
- 1 libra de carne molida (92% magra)
- 1 taza de queso ricotta de leche entera
- 1 cucharadita de aceite de oliva
- 1 y ½ cucharaditas de ajo granulado

Preparación:

1. Precalentar el horno a 350 F.
2. Llevar una olla a fuego medio. Agregar el aceite de oliva. Una vez se caliente, agregar las cebollas y saltear hasta que estén transparentes.
3. Cuando estén listas, retirar la sartén del fuego y dejar que se enfríen.
4. Triturar el romano/parmesano/asiago en una licuadora o procesador de alimentos.
5. En un bol grande, mezclar bien los huevos con el queso ricotta. Asegurarse de que no queden grumos en la mezcla y que esté bastante suave.
6. Añadir sal, pimienta y las especias a la mezcla. Revolver bien. Asegurarse de que las especias se

hayan integrado completamente a la mezcla de huevo.

7. Agregar las cebollas salteadas a la mezcla junto al romano/parmesano/asiago. Mezclar los ingredientes bien.
8. Agregar vinagre al bol y revolver bien para que la mezcla quede suave.
9. Cuando la mezcla esté homogénea, añadir la carne molida. Asegurarse de que toda la mezcla se haya integrado bien antes de agregar la carne y añadir más condimentos de ser necesario.
10. Dividir toda la mezcla en porciones de una pulgada cada una. Con este tamaño, tendrás 20 piezas de carne.
11. Dar formar de albóndiga a las 20 piezas.
12. Engrasar una bandeja para hornear con aceite de oliva y colocar en ella las albóndigas. Llevar al horno por 20 minutos. ¡Asegurarse de que estén doradas por fuera antes de servir!

Enchiladas de Pollo y Queso

Porciones: 3

Ingredientes:

- 3 tazas de vegetales mixtos
- 2 libras de pollo molido
- 1 taza de queso derretido
- ½ taza de chalotes picados
- 2 tortillas
- 1 cucharada de mantequilla

Preparación:

1. Derretir la mantequilla en una sartén a fuego medio.
2. Agregar los chalotes y el pollo. Saltear hasta que los chalotes estén dorados y transparentes.
3. Agregar el resto de los ingredientes.
4. Llevar la mezcla a una tortilla y enrollar. Agregar el queso.
5. Servir junto a una salsa de mayonesa.

Pollo con Cinco Especias Chinas

Porciones: 8

Ingredientes:

- 1 y ½ libras de muslos de pollo
- 2 dientes de ajo picados
- 1 pulgada de jengibre rallado
- 2 cucharaditas de cinco especias en polvo
- 1 cebolla mediana picada finamente
- 2 cucharadas de cilantro fresco
- ½ taza de caldo de pollo
- Sal al gusto
- Pimienta al gusto

Preparación:

1. Llevar los muslos de pollo a una olla. Verter el caldo de pollo. Agregar el ajo, jengibre y las cebollas. Para finalizar, condimentar con las cinco especias en polvo, sal y pimienta.
2. Dejar hervir a fuego lento hasta que el pollo esté completamente cocinado.
3. Servir caliente.

Bizcochos de Queso Cheddar y Pimientos

Porciones: 6

Ingredientes:

- 5 tazas de harina de almendras
- 12 oz. de queso Colby Jack (rallado)
- 10 cucharadas de mantequilla
- 16 oz. de queso crema
- 4 huevos grandes o 6 huevos medianos
- 4 cucharaditas de pimienta molida
- 2 cucharaditas de bicarbonato de sodio
- 2 cucharaditas de goma xantana
- 2 cucharaditas de sal marina

Preparación:

1. Tomar una bandeja para hornear y engrasarla bien. Otra opción es usar papel vegetal si no quieres engrasarla.
2. Precalentar el horno a 300 F.
3. Llevar el queso rallado y una taza de harina de almendras a un procesador de alimentos hasta que se integren bien en una mezcla granulada. Reservar.
4. En un bol grande, mezclar la mantequilla y el queso crema y reservar. Antes de hacerlo, es necesario derretir un poco la mantequilla, y después mezclar el queso y la mantequilla juntos. Asegurarse de que la mezcla sea suave y brillante.
5. Añadir los huevos a la mezcla y seguir batiendo. La mezcla debe estar suave y brillante.
6. Agregar pimienta, goma xantana, el bicarbonato y la sal.

7. Agregar la mezcla procesada de harina y queso a la mezcla de huevo. Batir bien.
8. Cuando los ingredientes se hayan integrado, agregar el resto de la harina de almendras y mezclar con movimientos envolventes. Continuar hasta se haya formado una masa.
9. Tomar una cuchara pequeña para sacar porciones de la masa y llevarlas a la bandeja. Los bizcochos deben estar a una pulgada de distancia. Si quieres, puedes aplanar un poco la masa para asegurar que el bizcocho se verá uniforme.
10. Hornear por 30 minutos. Los bizcochos deben hornearse hasta que estén dorados.
11. Retirar los bizcochos del horno y dejar enfriar a temperatura ambiente. Servir acompañados de un vaso de leche.

Mini Tacos

Porciones: 3

Ingredientes:

- 1 cucharada de mantequilla
- ½ cebolla amarilla picada
- 1 y ½ dientes de ajo picados
- ½ libra de carne molida
- 2 oz. de chiles verdes enlatados
- 1 cucharaditas de comino molido
- 1cucharadita de chili en polvo
- ½ cucharadita de cilantro molido
- ½ taza de crema agria
- 1 taza de queso cheddar rallado

Preparación:

1. Precalentar el horno a 350 F.
2. Llevar una sartén mediana a fuego medio. Agregar la mantequilla y esperar a que se derrita.
3. Saltear las cebollas. Asegurarse de que estén suaves y transparentes.
4. Agregar la carne a la sartén y cocinar hasta que esté dorada.
5. Agregar las especias junto a los chiles verdes y cocinar por 5 minutos.
6. Bajar el fuego y agregar el queso y la crema. Cocinar a fuego lento por unos minutos.
7. Seguir revolviendo la mezcla por unos minutos hasta que el queso se haya derretido e integrado bien a la carne.

8. Precalentar unas tortillas y rellenar con la mezcla.
9. Llevar al horno después de rellenar con la carne por unos minutos hasta que el queso empiece a burbujear.
10. Servir caliente.

Batido de Coco y Frutas Mixtas

Ingredientes:

- 8 cubos de hielo
- 3/4 taza de leche de coco sin azúcar
- 1/4 taza de crema espesa
- 15 gotas de estevia
- 1/2 cucharadita de extracto de mango
- 1/4 cucharadita de extracto de banana
- 1/4 cucharadita de extracto de arándano
- 2 cucharadas de aceite de linaza
- 1 cucharada de aceite de TCM

Preparación:

1. Verter los cubos de hielo en una licuadora. Agregar la leche de coco y la crema espesa.
2. A esta mezcla añadir las 15 gotas de estevia. Mezclar bien y añadir media cucharadita de extracto de mango y un cuarto de cucharadita de extracto de banana y de arándano.
3. Licuar a velocidad media por 2 minutos y dejar que repose 30 segundos.
4. Agregar el aceite de linaza y el aceite TCM. Mezclar por otro minuto.
5. Verter en vasos y servir bien frío.

Panqueques de Calabacín

Porciones: 3

Ingredientes:

- 2 calabacines triturados
- 2 tazas de harina de almendras
- 3 huevos
- 2 cucharaditas de albahaca seca
- 2 cucharaditas de perejil seco
- Sal y pimienta al gusto
- 3 cucharadas de mantequilla

Preparación:

1. En un bol pequeño, colocar el calabacín triturado junto a la albahaca y la harina de almendras.
2. Mezclar bien los ingredientes. Una vez que el calabacín esté cubierto completamente por la harina, agregar el perejil, la sal y la pimenta.
3. Probar la mezcla y condimentar si es necesario.
4. Esta mezcla alcanza aproximadamente para 10 tortitas.
5. Llevar una sartén antiadherente a fuego medio.
6. Agregar una cucharadita de mantequilla. Cuando se derrita, cocinar las tortitas una tras otra.
7. Sacar las tortitas cuando estén doradas por ambos lados.

Pollo Tandoori

Porciones: 6

Ingredientes:

- 1 cucharadita de pasta de ajo
- 1 cucharadita de pasta de jengibre
- 6 muslos de pollo con hueso, sin piel y sin grasa
- 1 cucharadita de comino molido
- 1 cucharadita de sal
- ½ cucharadita de canela molida
- 1 cucharadita de cúrcuma molida
- ¼ cucharadita de ajo molido
- ½ taza de yogur espeso
- 2 cucharadas de jugo de limón fresco
- 2 cucharadas de cilantro fresco picado
- Aros de cebolla para servir (opcional)

Preparación:

1. Para obtener yogur espeso, colocar el yogur en un colador de malla fina por una hora. Con esto se escurrirá el exceso de líquido.
2. Mezclar todos los ingredientes en un bol excepto el pollo, el jugo de limón y el cilantro.
3. Agregar el pollo a la mezcla y revolver hasta que esté bien cubierto. Cubrir y refrigerar por al menos 2-3 horas.
4. Sacar del refrigerador 30 minutos antes de cocinar.
5. Calentar una sartén con algo de aceite y sellar el pollo tandoori cocinándolo por todos los lados (2-3 minutos aproximadamente por cada lado)
6. Precalentar el horno a 300 F por 30 minutos. Llevar

las piezas de pollo a una bandeja para hornear. Hornear por 30 minutos.

7. Trasferir a un plato para servir. Rociar con el jugo de limón y esparcir el cilantro por encima. Servir con aros de cebolla si lo desea.

Burritos de Tocino

Porciones: 3

Ingredientes:

- 4 tazas de espinaca cruda
- ½ taza de chalotes picados
- 6 rebanadas de tocino
- 2 tortillas
- 1 cucharada de mantequilla

Preparación:

1. Cortar el tocino en tiras finas. Derretir la mantequilla en una sartén a fuego medio.
2. Agregar los chalotes y el tocino. Saltear hasta que los chalotes estén dorados y transparentes.
3. Agregar la espinaca y cocinar hasta que las hojas estén sofritas.
4. Mezclar los ingredientes.
5. Llevar la mezcla a una tortilla y enrollar.
6. Servir con una salsa de mayonesa.

Batido de Pitaya y Coco

Ingredientes:

- ½ pitaya picada en trozos gruesos
- 1/2 taza de melón de Galia
- 1/2 taza de leche de coco
- 2 cucharadas de polvo de proteína con sabor a vainilla
- 1 cucharada de semillas de chía
- 6 a 8 gotas de estevia
- 1/2 taza de agua
- 4 cubos de hielo

Preparación:

1. En una licuadora, colocar la pitaya picada y el melón de Galia. Verter media taza de leche de coco y 2 cucharadas de polvo de proteína a la licuadora.
2. Añadir una cucharada de semillas de chía y 6 a 8 gotas de extracto de estevia.
3. Verter el agua y los cubos de hielo.
4. Licuar todos los ingredientes a velocidad media hasta que la mezcla tenga una textura suave.
5. Verter en vasos. Servir inmediatamente.

Mini Tartas de Cangrejo

Porciones: 2

Ingredientes:

- ½ lata de carne de cangrejo
- 4 oz. de queso crema
- ¼ taza de crema
- ½ cucharada de jugo de limón
- 1 cucharada de cebolla picada finamente
- 1 cucharada de pimiento rojo picado finamente
- 1 cucharada de apio picado finamente
- ¼ taza de mostaza en polvo
- ¼ cucharadita de sal

Preparación:

1. Precalentar el horno a 350 F.
2. Escurrir la lata de carne de cangrejo y limpiar la carne bien. Retirar cualquier trozo de caparazón.
3. Dejar el queso crema a temperatura ambiente para que se ablande.
4. Mezclar todos los ingredientes en un bol grande.
5. Hornear las mini tartas en el horno.
6. Rellenar las tartas con la mezcla de cangrejo y llevarlas al horno nuevamente por 10 minutos a 350 F. Servir calientes.

Champiñones Salteados al Estilo Libanés (receta para olla eléctrica)

Porciones: 2

Ingredientes:

- 6 oz. de champiñones cortados en rebanadas gruesas
- 1 cucharadita de menta fresca picada
- 2 cucharaditas de perejil fresco picado
- ¼ cucharadita de canela molida
- ¾ cucharadita de cilantro molido
- Una pizca de ajo en polvo
- 2 cucharaditas de jugo de limón
- Sal al gusto
- Pimienta en polvo al gusto
- 1 y ½ cucharadas de aceite de oliva

Preparación:

1. Seleccionar la opción "Saltear" en la olla. Agregar aceite. Cuando el aceite esté caliente, agregar los champiñones, el ajo en polvo, el cilantro molido y la canela molida.
2. Saltear por unos minutos hasta que estén tiernos.
3. Agregar menta, perejil, sal, pimienta y jugo de limón. Remover bien los ingredientes.
4. Servir caliente.

Capítulo 6: Platos Fuertes

Salteado de Carne de res y Vegetales mixtos

Porciones: 4

Ingredientes:

- 1 libra de carne de res
- 2 cucharadas de aceite de coco
- 1 taza de cebollas picadas
- 2 tazas de brócoli picado
- 1 cucharada de semillas de sésamo
- 3 cucharadas de cebollín picado
- 1 taza de castañas cortadas

Preparación:

1. Limpiar bien la carne y cortarla en trozos de tamaños iguales.
2. Llevar una sartén a fuego medio. Agregar aceite de coco y esperar a que se caliente.
3. Cuando el aceite esté caliente, colocar la carne.
4. Cocinar la carne hasta que esté dorada por todos los lados.
5. Retirar la carne de la sartén y reservar.
6. Saltear la cebolla y el brócoli en la sartén por unos minutos. La cebolla debe cocinarse hasta estar transparente y el brócoli debe estar bien salteado.
7. Traer la carne de vuelta a la sartén y sofreír por unos minutos hasta que los sabores se integren bien. Si lo deseas, puedes agregar más vegetales a este plato.

Pollo Relleno

Porciones: 2

Ingredientes:

- 4 pechugas de pollo sin piel y deshuesadas
- ½ botella de marinada de hierbas y ajo
- Hojas de albahaca fresca
- 2 tomates cortados
- 4 rebanadas de queso mozzarella
- 12 rebanadas de tocino

Preparación:

1. Cortar la pechuga de pollo horizontalmente y verter la marinada sobre las pechugas abiertas.
2. Dejar marinar por 30 minutos.
3. Mientras tanto, precalentar el horno a 400 F.
4. Llevar el pollo a una sartén para hornos y cubrir con suficientes tomates
5. Colocar queso en el pollo y envolver completamente. Pinchar con palillos para que no se abran las pechugas.
6. Envolver cada pechuga con 3 rebanadas de tocino.
7. Hornear por 20 minutos.
8. Voltear el pollo y cocinar por 15 minutos más.

Lasaña de Calabaza Espagueti con Albóndigas

Porciones: 8

Ingredientes:

- 5 tazas de calabaza espagueti asada (aproximadamente 3 calabazas)
- 2 tazas de queso parmesano rallado
- 4 tazas de queso mozzarella rallado
- 2 libras de carne molida
- 1 cucharadita de albahaca
- 2 cucharadita de chili en polvo
- 1 cucharadita de orégano
- 6 dientes de ajo pelados
- Sal marina al gusto
- Pimienta en polvo al gusto
- 2 cucharaditas de hojuelas de pimiento rojo
- 3 tazas de salsa marinara baja en carbohidratos
- 2 huevos
- 2 cucharadas de ghee (mantequilla clarificada india) o aceite de coco

Preparación:

1. Precalentar el horno a 350 F.
2. Pelar la calabaza espagueti (alrededor de 3 calabazas medianas), remover las semillas y cortar en trozos. Asar en el horno a 350F por una hora aproximadamente. Medir 5 tazas de calabaza espagueti y aplastar ligeramente. También se puede asar la calabaza sin cortarla. Luego pelarla, remover las semillas y aplastarla después de asada.

3. Cortar el ajo finamente y reservar.
4. Llevar la salsa marinara y las hojuelas de pimiento rojo a una sartén, cubrir con una tapa y cocinar a fuego lento por 5 minutos.
5. Para hacer las albóndigas: En un bol grande, mezclar bien la carne molida con albahaca, chili en polvo, ajo, orégano, sal, pimienta y los huevos usando las manos.
6. Humedecer las manos y hacer albóndigas pequeñas con la mezcla.
7. Llevar una sartén a fuego medio bajo. Agregar una cucharada de ghee. Cuando se caliente, colocar la mitad de las albóndigas (no colocar demasiadas, freír en tandas).
8. Voltear y freír todos los lados hasta que estén dorados. Retirar las albóndigas y reservar en un plato.
9. Repetir el proceso con el resto de las albóndigas.
10. Tomar un molde para hornear. Esparcir ¾ de taza de salsa marinara. Luego colocar por encima la calabaza espagueti seguida de las albóndigas.
11. Cubrir con una capa de queso parmesano, seguida de otra capa de salsa y luego más calabaza espagueti.
12. Colocar más albóndigas. Esparcir la mitad del queso mozzarella sobre ellas. Terminar la última capa con el resto de la salsa, la calabaza espagueti, albóndigas y queso mozzarella.
13. Hornear en un horno precalentado a 350 F por 30 minutos.

Kebab de Pollo

Porciones: 4

Ingredientes:

- Un puñado de almendras
- 6 chiles jalapeños picados y sin semillas
- 8 dientes de ajo
- 1 taza de cilantro fresco picado
- Una pizca de sal
- Jugo de un limón
- ½ taza de crema espesa
- 2 libras de pechuga de pollo sin piel y deshuesada
- Mantequilla

Preparación:

1. Cortar la pechuga de pollo en piezas de pulgada y media.
2. Licuar las almendras, los jalapeños, el ajo y el cilantro hasta obtener una mezcla suave. Luego agregar la crema y licuar. Cubrir el pollo con esta salsa.
3. Precalentar la parilla a 375 F por 30 minutos.
4. Pinchar la carne (4 piezas por pincho) y sazonar bien cada pincho.
5. Untar mantequilla con una brocha sobre los pinchos
6. Cocinar el pollo a fuego medio hasta que esté listo.

Deliciosa Hamburguesa de Carne e Hígado de Pollo

Porciones: 2

Ingredientes:

- 0,6 libras de carne molida
- ½ cucharadita de sal
- 4 oz. de hígado de pollo
- ¾ cucharadita de cilantro molido
- ½ cucharadita de pimienta negra molida
- ½ cebolla pelada
- ½ cucharadita de condimento para aves

Preparación:

1. Moler el hígado de pollo y la cebolla en un procesador de alimentos.
2. Agregar la carne molida y las especias al procesador y procesar todos los ingredientes. Llevar la mezcla a un bol.
3. Separar la mezcla en 4 porciones de tamaños iguales.
4. Humedecer las manos y dar forma a las hamburguesas.
5. Cocinar las hamburguesas a la parilla.
6. Servir sobre una cama de lechuga.

Hot Dogs Rellenos de Queso y Envueltos en Tocino

Porciones: 10

Ingredientes:

- 10 salchichas
- 20 rebanadas de tocino
- 3 oz. de queso cheddar cortado en triángulos pequeños
- 1 cucharadita de ajo en polvo
- 1 cucharadita de cebolla en polvo
- Sal al gusto
- Pimienta al gusto

Preparación:

1. Cortar las salchichas en el medio dejando los lados intactos.
2. Rellenar cuidadosamente con los trozos de queso.
3. Envolver la salchicha con 2 rebanadas de tocino. Primero colocar una rebanada de tocino en un extremo, pinchar con un palillo y empezar a envolver. Colocar la otra rebanada en el extremo opuesto al primero. Pinchar con otro palillo y envolver.
4. Condimentar con sal, pimienta, cebolla y ajo en polvo.
5. Llevar a una rejilla dentro de un horno precalentado.
6. Hornear a 400 F por 40 minutos o hasta que estén doradas.

7. Servir los hot dogs con una salsa cremosa de espinacas.

Pasta con Pollo y Salsa Tailandesa

Porciones: 4

Ingredientes:

- 1 cucharadita de curry en polvo
- 7 oz. de muslos de pollo
- 2 cucharadas de mantequilla sin sal
- 2 cucharadas de aceite de coco
- 3 tallos de cebollín picados finamente
- 3 dientes de ajo picados finamente
- 2 huevos
- 3 oz. de frijoles germinados (germinado de soja)
- 7 oz. de calabacín
- 2 cucharaditas de salsa de soya
- 1 cucharadita de salsa de ostras
- 1/4 cucharadita de pimienta blanca en polvo
- 2 cucharaditas de jugo de lima
- 2 chiles rojos picados
- Sal al gusto
- Pimienta al gusto

Preparación:

1. Llevar el pollo a bol y condimentar con curry en polvo, una pizca grande de sal y una de pimienta. Reservar.
2. Mientras tanto, preparar los fideos de calabacín con un espiralizador de verduras.
3. Para la salsa: Mezclar en un bol la salsa de soya, la salsa de otras y la pimienta blanca en polvo.
4. Llevar una sartén antiadherente a fuego medio. Agregar la mantequilla y el pollo. Sofreír hasta que esté dorado. Dejar enfriar y cortar en trozos pequeños.

5. En la misma sartén, agregar el aceite de coco. Agregar cebollín y saltear por unos minutos.
6. Agregar ajo y saltear por otro minuto. Abrir los huevos en la sartén y hacerlos revueltos. Cocinar hasta que estén ligeramente dorados.
7. Añadir los frijoles germinados y los fideos de calabacín. Mezclar bien. Agregar la salsa preparada antes y mezclar bien.
8. Cocinar hasta que el líquido se haya evaporado casi totalmente.
9. Añadir el pollo picado, jugo de lima y los chiles rojos. Mezclar bien.
10. Servir caliente.

Cazuela Reuben

Porciones: 4

Ingredientes:

- 3/4 libra de carne en salmuera cortada en cubos
- 3/4 chucrut de lata escurrido
- 1 y 1/2 tazas de queso suizo rallado
- 6 cucharadas de mayonesa
- 6 oz. de queso crema
- 6 cucharadas de salsa de tomate ligera
- 2 cucharadas de salmuera de pepinos o ½ cucharadita de vinagre
- 1/2 cucharadita de semillas de alcaravea

Preparación:

1. Llevar una olla a fuego bajo. Agregar queso crema, mayonesa y salsa de tomate. Cuando se derrita, agregar la mitad del queso suizo, el chucrut y la carne. Revolver bien hasta que los ingredientes se integren y el queso se derrita.
2. Retirar del fuego y añadir la salmuera de pepinos. Mezclar bien. Transferir a un molde para hornos engrasado.
3. Esparcir por encima el resto del queso y las semillas de alcaravea.
4. Llevar a un horno precalentado a 350 F hasta que el queso esté ligeramente dorado.
5. Servir caliente.

Cerdo salteado con Jengibre y Brócoli

Porciones: 4

Ingredientes:

- 2 cucharadas de mantequilla
- 1 libra de chuletas de cerdo cortadas en pedazos pequeños
- 1 cucharadita de sal kosher
- 1 cucharadita de ajo en polvo
- 1 cucharadita de jengibre en polvo
- 1 cucharadita de cebolla en polvo
- 2 cucharadas de jugo de limón
- ½ cucharadita de salsa de pescado
- ½ cucharadita de pimienta molida
- 4 tazas de floretes de brócoli
- 1 taza de Aminos de coco (aderezo de coco)
- Algunas hojas frescas de cilantro picadas
- 1 cucharadita de hojuelas de pimiento rojo
- Dos rodajas de limón para decorar

Preparación:

1. Derretir mantequilla en una sartén a fuego bajo.
2. Mezclar el polvo de ajo, de jengibre, la sal y la pimienta en un bol.
3. Agregar las chuletas cortadas a la sartén y condimentar con la mezcla de especias preparada anteriormente. Cocinar el cerdo de 3 a 4 minutos a fuego alto hasta que esté dorado por ambos lados. Transferir a otro bol.

4. Bajar el fuego y agregar el Aminos de coco a la sartén junto al jugo de limón y la salsa de pescado. Dejar de cocinar a fuego medio por 8-9 minutos hasta que la salsa espese.
5. Cocinar los floretes de brócoli en tandas en una olla vaporera por 5 minutos. Asegurarse de que el vapor no cocine demás los brócolis.
6. Colocar las brócolis al vapor en un plato grande. Agregar el cerdo salteado sobre los floretes.
7. Verter la salsa sobre el cerdo.
8. Decorar con cilantro fresco y las rodajas de limón.
9. Servir caliente.

Col Rizada con Tocino, Cebolla y Ajo

Porciones: 2

Ingredientes:

- 2 racimos grandes de col rizada
- 2 tazas de cebollas picadas
- 4 dientes de ajo
- 6 rebanadas de tocino crudo
- 4 cucharadas de mantequilla

Preparación:

1. Llevar un sartén a fuego medio y agregar mantequilla.
2. Cortar el tocino en tiras pequeñas o piezas y llevarlos a la sartén.
3. Cocinar el tocino completamente.
4. Agregar la cebolla al sartén y saltearla hasta que esté transparente. Agregar ajo.
5. Cuando el ajo y las cebollas estén listas, agregar las hojas de col rizada.
6. Saltear a fuego medio, revolviendo ocasionalmente. Voltear las hojas para que se cocinen bien. Mezclar bien la cebolla y el tocino con las hojas.
7. Seguir cocinando la col rizada hasta que esté tierna. Esto puede tomarse una hora.

Pizza Frita con Mozzarella y Pesto sin Masa

Porciones: 2

Ingredientes:

- 2 cucharadas de infusión de aceite de oliva y ajo
- 2/3 taza de salsa de tomate
- 3 tazas de queso mozzarella
- Queso parmesano rallado al gusto
- Condimentos italianos al gusto

Ingredientes sobre la pizza:

- 4 cucharadas de pesto
- ½ taza de queso mozzarella rallado
- 4 bolas de mozzarella pequeñas rebanadas en 8 rodajas

Preparación:

1. Llevar una sartén antiadherente a fuego medio y verter la infusión de aceite de oliva y ajo. Cuando se caliente, añadir la mozzarella. Revolver con una espátula y esparcir bien sobre la sartén.
2. Cuando comience a dorarse por los bordes, esparcir la salsa de tomate sobre la mozzarella. Cocinar por un minuto.
3. Levantar la pizza con cuidado usando la espátula y llevarla a un molde circular para pizzas.
4. Agregar el queso parmesano y el condimento italiano. Esparcir mozzarella sobre la pizza. Rociar con un poco de pesto. Colocar por encima las rodajas de mozzarella.

5. Asar en un horno precalentado por 2 minutos.
6. Cortar las porciones y servir.

Salmón al Horno con Hierbas

Porciones: 3

Ingredientes:

- 1 libra de filetes de salmón
- 2 oz. de aceite de sésamo
- ¼ taza de salsa de soja tamari
- ½ cucharadita de ajo triturado
- ¼ cucharadita de jengibre molido
- ¼ cucharadita de albahaca
- ½ cucharadita de hojas de orégano
- ¼ cucharadita de tomillo
- ¼ cucharadita de romero
- ¼ cucharadita de estragón
- 2 oz. de mantequilla
- ¼ taza de champiñones frescos picados
- ¼ taza de cebollín picado

Preparación

1. Cortar los filetes de salmón y llenar una taza.
2. Tomar una bolsa de plástico pequeña y colocar el salmón dentro de ella. Llevar la bolsa al congelador.
3. Mezclar la salsa, el aceite y las especias juntas.
4. Verter esta mezcla en el salmón y llevar de vuelta al refrigerador. Dejar marina por unas cuantas horas.
5. Precalentar el horno a 300 F.
6. Cubrir una bandeja para hornear con papel de aluminio.
7. Sacar el salmón del congelador y colocarlo en la bandeja. Esparcir bien el salmón para que esté en una capa uniforme.

8. Hornear los filetes de salmón por 15-20 minutos.
9. Mientras se hornea el salmón, cocinar los vegetales.
10. Llevar los vegetales a un bol pequeño. Derretir la mantequilla y agregarla al bol. Asegurarse de que todos los vegetales estén cubiertos por la mantequilla.
11. Retirar la bandeja del horno y volcar la mezcla de vegetales cubiertos en mantequilla a la bandeja.
12. Llevar la bandeja al horno nuevamente por 15 minutos. ¡Servir bien caliente!

Salmón Curado Dulce y Salado con Huevos Revueltos y Cebollín

Porciones: 2

Ingredientes:

- 4 huevos
- 7 cucharadas de crema de leche
- 4 cucharadas de mantequilla
- 2 cucharadas de cebollín fresco picado
- 2 a 6 rebanas de salmón curado
- Sal y pimienta al gusto

Preparación:

1. Batir los huevos. Llevar una sartén a fuego medio y derretir la mantequilla. Luego agregar los huevos batidos y cocinarlos. Seguir revolviendo y añadir la crema de leche.
2. Bajar el fuego y seguir revolviendo la mezcla hasta que se vuelva cremosa.
3. Decorar con cebollín picado, sal y pimienta. Servir con las rebanadas de salmón curado.

Pimientos Poblanos Rellenos

Porciones: 4

Ingredientes:

- 2 libras de cerdo molido
- 8 pimientos poblanos
- 2 tomates vid picados en cubo
- 1 cebolla pequeña cortada
- 2 cucharadas de grasa de tocino
- 14 hongos portobello bebé rebanados
- 1/2 taza de cilantro picado
- Sal al gusto
- Pimienta en polvo al gusto
- 2 cucharaditas de chili en polvo o al gusto
- 2 cucharaditas comino en polvo
- 2 dientes de ajo picados

Preparación:

1. Precalentar el horno a temperatura para asar. Colocar los pimientos poblanos en una bandeja para hornear y asar en el horno por 8-10 minutos hasta que estén carbonizados. Voltear los pimientos cada par de minutos.
2. Pelar la piel externa de los pimientos.
3. Llevar una sartén a fuego medio alto y agregar la grasa de tocino. Cuando se caliente, agregar el cerdo molido, sal y pimienta. Cocinar hasta que esté dorado. Agregar el comino y el chili en polvo.
4. Retirar el cerdo de la sartén y reservar. Agregar cebollas y ajo a la sartén y saltear hasta que estén transparentes. Añadir los portobellos y saltear bien.

Luego agregar los tomates y el cilantro.

5. Con un cuchillo, abrir un lado del pimiento poblano, desde el tallo hasta la parte inferior. Retirar las semillas.
6. Rellenar el pimiento con la mezcla de cerdo. Llevar al horno a 350 F por unos 8 minutos.
7. Sacar del horno y servir.

Chow Mein de Camarón

Porciones: 4

Ingredientes:

- 1 calabaza espagueti mediana
- 1 taza grande de camarones pelados y desvenados
- 4 tazas pequeñas de varias coles
- 2 cebollines picados finamente
- 2 dientes de ajo triturados
- 2 pimientos rojos deshidratados
- ½ cucharadita de jengibre triturado
- 1 cucharadita de granos de pimienta enteros
- 1 cucharada de aceite de sésamo
- 3 cucharadas de Aminos de coco (aderezo de coco)
- ¾ cucharadita de sal
- 1 cucharada de azúcar de palma

Preparación:

1. Precalentar el horno a 300 F.
2. Cortar la calabaza en dos mitades y hornear por 40 minutos. Cuando esté fría, llevar al espiralizador de verduras y hacer fideos delgados.
3. Calentar aceite de sésamo en una olla a fuego medio.
4. Cocinar en ella ajo triturado, cebollín, jengibre, pimientos rojos, granos de pimienta y sofreír por 2 minutos hasta que los ingredientes desprendan su aroma.
5. Agregar el camarón, algo de sal y azúcar. Cocinar 4-5 minutos hasta que el camarón esté tierno.
6. Agregar las diversas coles y cocinar por 2 minutos más

hasta que todo se cocine.

7. Añadir los fideos de calabaza y revolver bien. Retirar del fuego y transferir a un plato grande.
8. Rociar un poco del Amino de coco por encima y servir caliente.

Hamburguesas de Champiñones

Porciones: 2

Ingredientes:

Para el pan:

- 4 sombreros de portobello
- 1 cucharada de aceite de coco extra virgen
- 2 dientes de ajo
- 2 cucharaditas de orégano
- Sal y pimienta recién molida al gusto

Para la hamburguesa:

- 12 oz. de carne molida
- 2 cucharadas de mostaza Dijon
- Sal al gusto
- Pimienta negra recién molida al gusto
- ½ taza de queso cheddar

Preparación:

1. En un bol, mezclar el aceite de coco, el ajo, el orégano, sal y pimienta.
2. Lavar los hongos portobello y colocar en la mezcla del bol para marinarlos.
3. Mientras tanto, calentar una plancha a fuego alto y asar los portobellos.
4. En otro bol, mezclar la carne, la mostaza Dijon, sal, pimienta y el queso.
5. Integrar todo bien y dar forma a 2 hamburguesas. Llevar las hamburguesas a la plancha.

6. Colocar la hamburguesa entre dos sombreros de portobello. Servir con cebollas y tomates.

Rollos de Pizza de Queso sin Masa

Porciones: 2

Ingredientes:

- ½ taza de pimientos rojos y verdes picados
- 2 cucharadas de cebollas picadas
- 2 tazas de queso mozzarella
- ½ taza de salchichas cocinadas y picadas finamente
- 1 cucharadita de condimento para pizzas
- ¼ taza de salsa de pizza
- 1 -2 tomates uva cortados en rodaja

Preparación:

1. Colocar papel vegetal sobre una bandeja para hornear y engrasarlo un poco con aceite de oliva.
2. Esparcir el queso rallado de manera uniforme sobre la bandeja sin dejar espacios.
3. Sazonar con el condimento para pizzas.
4. Llevar a un horno precalentado y cocinar a 400 F hasta que el queso esté dorado y se cocine completamente.
5. Retirar del horno y sacar con cuidado de la bandeja.
6. Colocar las salchichas picadas, las cebollas, los pimientos verdes y rojos y los tomates en rodajas.
7. Cubrir por encima con la salsa de tomate y más condimento para pizzas.
8. Llevar al horno nuevamente por 10 minutos o hasta que todos los ingredientes se cocinen bien.
9. Retirar la pizza del horno y cortar en tiras gruesas. Enrollar las tiras con cuidado para dar forma de rollitos. Dejar reposar y servir.

Pastel de Carne Keto

Ingredientes:

- 4 cucharaditas de mostaza Dijon
- 2 libras de salchichas italianas
- 4 cucharadas de mantequilla para saltear
- 4 libras de carne molida (85% magra)
- 1 taza de harina de almendras
- 2 cucharadas de hojas de tomillo
- ½ taza de perejil fresco picado
- 1 taza de queso parmesano rallado (no rallado en seco)
- 4 cucharadas de salsa para barbacoa T Ellen Baja en Carbohidratos
- ½ taza de crema espesa
- 12 oz. de queso crema
- 4 huevos
- 2 cucharadas de hojas de albahaca fresca picadas finamente
- 4 tazas de queso cheddar rallado
- 2 tazas de pimiento verde picado
- 12 oz. de cebolla blanca picada
- 2 cucharaditas de sal
- ¼ cucharadita de gelatina sin sabor
- 1 cucharadita de pimienta negra molida
- 8 dientes de ajo triturados

Preparación:

1. Precalentar el horno a 300 F.
2. Tomar un molde para hornos y engrasarlo con mantequilla.

3. En un bol pequeño, mezclar bien el queso parmesano y la harina de almendras.
4. En otro bol, agregar el queso crema y el queso cheddar y mezclar bien. Revolver muy bien hasta que la mezcla esté suave para poder untar el pan sin dejar grumos.
5. Calentar una olla a fuego medio. Cuando esté caliente, agregar aceite y una vez se caliente agregar la cebolla, el ajo y el pimiento. Saltear bien. Cocinar los ingredientes hasta que las cebollas estén suaves y transparentes.
6. Una vez listas, retirar la sartén del fuego y dejar que los ingredientes se enfríen.
7. Cuando estén fríos, llevar la mezcla de ajo y cebolla a un procesador de alimentos.
8. En otro bol pequeño, batir los huevos bien hasta que no se van burbujas. Volcar las especias en los huevos batidos y sazonar con sal, pimienta y la salsa barbacoa. Mezclar todo bien.
9. Cuando todos los ingredientes se hayan incorporado bien, agregar la crema y mezclar.
10. Después de mezclar bien, añadir la gelatina y dejar reposar por 10 minutos.
11. Mientras reposa, cortar las salchichas italianas finamente. Mezclar bien junto a la carne. Deben integrarse bien con una consistencia de carne molida, de manera que no pueda diferenciarse de la harina de almendras.
12. Asegurarse de que la mezcla no esté muy pegajosa. Si lo está, agregar queso parmesano que sea necesario, ¡una cucharada a la vez!
13. Amasar bien la mezcla hasta que esté suave.
14. Combinar la mezcla del pastel de carne con el huevo. Revolver bien y luego añadir los otros ingredientes a

la mezcla. Si lo deseas, puedes agregar los ingredientes uno por uno, solo asegúrate de que todos los ingredientes se integren completamente a la mezcla.

15. Agregar la harina una cucharada a la vez y seguir amasando. Dejar de amasar cuando los ingredientes se hayan integrado bien.
16. Engrasar una hoja de papel vegetal con mantequilla, aceite comestible en aerosol o simplemente con aceite, y llevarla a una bandeja para hornear. Colocar el pastel de carne en la bandeja y dejarlo reposar. Cubrir después con la mezcla de queso crema y queso cheddar. Asegurarse de cubrir bien la carne.
17. Después de cubrir la carne, tomar el papel por ambos extremos y envolver de un lado a otro para que la carne quede bien cubierta por la mezcla de quesos. Retirar el papel de la bandeja cuando esté listo.
18. Sellar ambos lados del pastel de carne para que el queso y la crema no se salgan cuando se derritan.
19. Tomar la bandeja para hornear y engrasarla bien. Mover con cuidado al horno para que el pastel no se deslice por la bandeja. Llevar al horno por 15 minutos.
20. Revisar que la carne se haya cocinado por completo. Esto se puede hacer insertando un termómetro de cocina. La carne debe alcanzar los 300 F.
21. Dejar que se enfríe cuando se haya cocinado.
22. ¡Servir el pastel con salsa!

Atún al curry

Ingredientes:

- 1 taza de atún picado
- 1/2 taza de nueces picadas
- 1/4 taza de almendras picadas
- 2 huevos duros
- 2 cucharadas de mayonesa baja en carbohidratos
- Sal al gusto
- Chili en polvo al gusto
- 1 cucharada de curry en polvo
- Perejil para decorar

Preparación

1. Llevar una sartén con aceite al fuego y agregar las nueces y las almendras.
2. Una vez doradas, añadir el curry en polvo, la sal y el chili en polvo. Revolver bien.
3. Cuando se hayan terminado de dorar, agregar el atún picado.
4. Añadir suficiente agua y cubrir con una tapa.
5. Cuando se cocine, transferir el guiso a un bol.
6. Colocar los huevos duros por encima y cubrirlos con una cucharada de mayonesa.
7. Servir caliente acompañado de arroz de coliflor.

Guiso de Carne y Puerros

Ingredientes:

- 1 libra de carne molida
- 2 tazas de puerros picados
- 2 tazas de zanahorias cortadas en cubos
- 2 tazas de cebollas picadas
- 1 cucharadita de salvia seca
- 1 taza de frijoles picados
- 1 taza de tomates picados
- 1 taza champiñones picados
- 1 taza de calabacín picado
- 1 taza de batata picada en cubos
- 1 cucharadita de orégano
- 1 cucharada de aceite de oliva
- 3 tazas de agua
- Sal y pimienta al gusto

Preparación:

1. Llevar una sartén a fuego medio y añadir aceite. Saltear las cebollas hasta que estén doradas y transparentes.
2. Agregar la carne molida a la sartén y cocinar hasta que esté dorada.
3. Añadir el resto de los ingredientes a la sartén y cocinar hasta que espese.
4. Añadir los puerros y cocinar hasta que los puerros estén tiernos.
5. Cuando empiece a hervir, cubrir con una tapa y cocinar a fuego lento por un tiempo.
6. Servir caliente.

Pizza con Salchichas

Ingredientes:

- 2 cucharadas de aceite de oliva
- 1 cabeza de coliflor (recortada y luego picada en floretes)
- 1 oz. de cebolla blanca picada
- 3 cucharadas de mantequilla
- ½ taza de agua
- 4 huevos medianos o 2 huevos grandes
- 3 tazas de queso mozzarella rallado y picado en trozos pequeños
- 2 cucharaditas de semillas de hinojo
- 3 cucharaditas de condimentos italianos
- ½ taza de parmesano rallado
- 5 oz. de salsa de pizza (que sea muy baja en carbohidratos)
- 1 libra de salchichas italianas (que sea muy baja en carbohidratos)
- 1 taza de queso italiano (preferiblemente una mezcla de 5 quesos. Debe rallarse de forma gruesa.)

Preparación:

Para la base:

1. Precalentar el horno a 400 F.
2. Engrasar una bandeja para hornear con aceite de oliva.
3. Llevar una sartén grande a fuego medio.
4. Agregar mantequilla y luego las cebollas. Saltear hasta que estén transparentes. Agregar la coliflor a la sartén

y cocinar hasta que esté casi listo.
5. Agregar agua a la sartén y cubrir con una tapa. Dejar que los vegetales adentro hasta que la coliflor esté tierna.
6. Transferir los vegetales a un bol de vidrio y dejar que se enfríen.
7. Mientras se enfría la coliflor, cocinar las salchichas italianas. Necesitan picarse finamente antes de cocinar. Escurrir toda la grasa de la sartén. Pasar las salchichas por papel para absorber el resto de la grasa. Dejar enfriar y reservar.
8. Cuando la coliflor esté fría, tomar tres tazas de coliflor y llevarlas al procesador o a una licuadora. Procesar hasta que la coliflor se convierta en un puré suave. Transferir el puré a un bol.
9. Agregar huevos al bol junto al queso y las especias. Mezclar todo bien. Agregar el parmesano y mezclar.
10. Esparcir el puré de coliflor con una espátula sobre una bandeja para hornear. Debe tener cierto grosor sobre la bandeja.
11. Hornear la corteza en el horno por 20 minutos. Retirar la corteza cuando todos los bordes estén dorados.
12. Mientras la corteza está en el horno, cortar las salchichas finamente. Pueden cortarse o llevarse a un procesador de alimentos.
13. Verter la salsa de pizza en una olla y añadir las salchichas italianas.
14. Cocinar las salchichas en la salsa hasta que espesen.

Para la pizza:

1. Cuando la corteza esté lista, retirar del horno y cambiar la opción del horno para “Hervir”. Subir la rejilla del horno a cuatro pulgadas del asador.
2. Verter la salsa de pizza con salchichas sobre la corteza. Esparcir sobre la corteza con una espátula. La salsa debe ser una capa delgada sobre la corteza. Se pueden añadir más salchichas y salsa a la corteza si lo deseas. Colocar el resto de los ingredientes por encima.
3. Llevar la pizza al horno y cocinar hasta que el queso se derrita. Asegurarse de que el queso ha empezado a burbujear.
4. Retirar la pizza del horno y cortar en porciones.

Guiso de Aguja de Ternera y Tocino

Porciones: 4 a 5

Ingredientes:

- 1 taza de tiras de tocino
- 3 libras de aguja de ternera limpia de grasa
- 2 cebollas rojas grandes cortadas en rodajas
- 2 dientes de ajo triturados
- 1 y ½ cucharaditas de sal marina
- 1 cucharadita de pimienta negra recién molida
- 5 tazas de caldo de carne
- 1 cucharadita de tomillo
- 1 cucharada de aceite de oliva
- Perejil picado para decorar

Preparación:

1. Con un cuchillo afilado, cortar la ternera en piezas delgadas o trozos de 2 pulgadas.
2. Llevar una olla a fuego medio y calentar una cucharada de aceite de oliva.
3. Añadir las rodajas de cebolla y saltear por 3 a 4 minutos hasta que empiecen a soltar agua.
4. Agregar el ajo triturado y cocinar por otro minuto.
5. Verter caldo de pollo y añadir una pizca de sal, tomillo y pimienta. Revolver todos los ingredientes bien con una cucharada de madera.
6. Agregar los trozos de ternera, las tiras de tocino y cubrir la olla con una tapa. Cocinar el guiso por 90 minutos a fuego alto y luego a fuego lento por 15-20 minutos. Si usas una olla de cocción lenta, cocinar a

fuego bajo por 7 horas hasta que la aguja esté completamente cocinada.

7. Transferir a un plato grande y decorar con perejil picado.
8. Servir caliente.

Pollo Guadalajara

Ingredientes:

- 4 cucharadas de mantequilla
- 8 oz. de cebolla blanca picada finamente
- 6 dientes de ajo triturados
- 8 pechugas de pollo deshuesadas, sin piel y cortadas a la mitad
- 6 oz. de tomates de lata picados en cubitos
- 6 oz. de pimientos verdes de lata
- 1 taza de crema de leche
- 1 taza de caldo de pollo
- 1 cucharadita de pimienta de cayena
- 1 cucharadita de comino seco
- 1 cucharadita ajo en polvo
- 2 cucharaditas de sal marina
- Queso cheddar rallado para decorar
- Crema agria para decorar
- Salsa mexicana para decorar

Preparación:

1. Lavar las pechugas de pollo bien y secarlas. Cortar en filetes.
2. Llevar una sartén mediana a fuego medio. Derretir la mantequilla y agregar las cebollas y el ajo. Cocinar hasta que las cebollas estén blandas.
3. Agregar el pollo a la sartén y cocinarlo. Escurrir toda la grasa del pollo.
4. Bajar el fuego y agregar los tomates y los pimientos.
5. Cubrir la sartén con una tapa y seguir cocinando por 15 minutos.

6. Agregar la crema de leche y el queso cheddar. Revolver hasta que se derrita completamente. Agregar la crema agria y revolver bien.
7. Cubrir bien el pollo y los vegetales con el queso.
8. Añadir el caldo a la salsa y revolver.
9. Decorar el platillo y servir caliente.

Guiso Simple de Carne

Ingredientes:

- 2 libras de carne
- 5 tazas de caldo de carne
- Sal al gusto
- Pimienta al gusto
- 1 cucharadita de chili en polvo
- 1 cucharadita de salsa ingles
- 2 cucharadas de aceite de oliva
- 1 cebolla roja picada
- 2 cucharadas de ajo picado
- 3 zanahorias medianas
- 4 tallos de apio medianos

Preparación:

1. Llevar la carne a un bol y añadir sal, pimienta y chili en polvo.
2. Mezclar hasta que esté bien sazonada.
3. Agregar la salsa inglesa a la mezcla.
4. Reservar la carne.
5. Mientras tanto, llevar una sartén al fuego con algo de aceite.
6. Agregar el ajo y cocinarlo hasta que se dore.
7. Agregar la cebolla, las zanahorias y el apio.
8. Añadir caldo de carne y dejar hervir.
9. Agregar la carne y dejar hervir nuevamente.
10. Cubrir con una tapa y cocinar a fuego lento.
11. Dejar cocinar por 1 a 2 horas hasta que la carne esté completamente tierna.

Muslos de Pollo con Limón y Romero

Ingredientes:

- 6 muslos de pollo
- 1 y 1/2 limones
- 3 dientes de ajo
- 6 ramitas de romero
- Sal al gusto
- Pimienta en polvo al gusto
- 3 cucharadas de mantequilla

Preparación:

1. Sazonar el pollo con sal y pimienta.
2. Llevar una sartén de hierro fundido a fuego alto. Colocar los mulsos de pollo con la piel hacia abajo y cocinar hasta que estén dorados. Voltear y cocinar el otro lado también. Exprimir un poco de jugo de limón sobre el pollo. Cortar en dos el resto del limón y saltearlo dentro de la sartén.
3. Añadir el ajo y el romero y saltear.
4. Llevar la sartén con cuidado a un horno precalentado a 400 F por 30 minutos.
5. Retirar del horno y añadir mantequilla. Hornear hasta que el pollo esté crujiente. Remover las rodajas de limón.
6. Servir acompañado de vegetales salteados.

Capítulo 7: Postres

Natilla de Ricotta al Horno

Ingredientes:

- 2 claras de huevo grandes
- 2 huevos grandes
- 1/2 taza de mitad-y-mitad (mitad leche y mitad crema)
- 1 y 1/2 tazas de queso ricotta
- 1/4 taza eritritol (u otro endulzante) al gusto
- 1/2 cucharadita de extracto de vainilla
- 2 cucharadas de canela molida

Preparación:

1. En un bol, mezclar el ricotta con el mitad-y-mitad. Batir con una batidora eléctrica hasta que quede suave y cremoso.
2. Agregar el edulcorante y batir hasta que se integre bien a la mezcla.
3. Añadir el resto de los ingredientes y batir hasta integrar completamente.
4. Transferir la mezcla a 8 moldes. En una bandeja refractaria, verter suficiente agua caliente para cubrir una pulgada de altura desde el fondo del molde.
5. Colocar los moldes con cuidado dentro de la bandeja.
6. Llevar a un horno precalentado a 250 F por 45 minutos o hasta que se cocine por completo.
7. Retirar del horno y dejar enfriar.
8. Espolvorear con canela.
9. Servir fríos o a temperatura ambiente.

Pastel de Chocolate en Taza

Porciones: 2

Ingredientes:

- 2 huevos batidos
- 4 cucharadas de cacao en polvo
- 4 cucharadas de sustituto de azúcar (endulzante) o al gusto
- Una pizca de sal
- 2 cucharadas de crema espesa
- 1 cucharadita de extracto de vainilla
- ½ cucharadita de polvo de hornear
- Aceite comestible en aerosol
- Crema batida para servir
- Bayas y frutos de tu elección para servir

Preparación:

1. Mezclar el cacao, el endulzante, la sal y el polvo de hornear en un bol.
2. Añadir crema, vainilla y huevo. Mezclar bien.
3. Verter en tazas engrasadas con aceite en aerosol. Verter hasta llenar ½ de la taza.
4. Llevar al microondas a temperatura alta y cocinar por 60-80 segundos hasta que la superficie del pastel esté ligeramente dura.
5. Dejar enfriar e invertir en un plato. Servir con crema batida y bayas o frutos.

Macarrones rellenos de crema de coco

Ingredientes:

- 4 claras de huevo
- 16 oz. de coco seco (sin azúcar, deshidratado y rallado finamente)
- 1 cucharadita de vainilla
- 8 oz. de queso crema (a temperatura ambiente)
- ½ cucharadita de crémor tártaro
- 2 oz. de jarabe de chocolate blanco sin azúcar
- 2 tazas de eritritol (o cualquier endulzante)
- 2 oz. de crema espesa
- 2 oz. de chispas de chocolate
- 1/4 cucharadita de sal

Preparación:

1. Precalentar el horno a 300 F.
2. Cubrir una bandeja para hornear con papel vegetal.
3. En un bol grande, batir los claras, el crémor tártaro y la sal usando una batidora eléctrica. También se puede usar una licuadora.
4. Añadir el endulzante, una cucharada a la vez. Seguir batiendo hasta que la mezcla esté suave.
5. Agregar el coco en movimientos envolventes.
6. Agregar el queso crema y la crema espesa y suavizar la crema. Añadir el jarabe y mezclar todos los ingredientes bien.
7. Agregar la mezcla de coco en tercios hasta que se haya combinado completamente. Agregar las chispas de chocolate y doblar la masa.

8. Usar una cuchara pequeña para colocar la mezcla de coco en el papel vegetal.
9. Llevar la bandeja al horno por 30 minutos. Cuando se hayan cocinado, apagar el horno y dejar la bandeja adentro por otros 30 minutos para que se sequen.
10. Transferir a una rejilla y dejar enfriar.

Cheesecake de Brownie

Ingredientes:

Para la base del brownie:

- 1 huevo grande batido
- 1/4 taza de mantequilla
- 2 cucharadas de cacao en polvo sin azúcar
- 1 oz. de chocolate picado en trozos
- 1/4 taza de harina de almendras
- Una pizca de sal
- 6 cucharadas de eritritol granulado o endulzante Swerve
- 2 cucharadas de nueces o pecanas picadas
- 1/4 cucharadita de vainilla

Para el relleno del cheesecake:

- 1 huevo grande
- 1/4 taza de eritritol granulado o endulzante Swerve
- 1/2 libra de queso crema (a temperatura ambiente)
- 1/4 cucharadita de extracto de vainilla
- 2 cucharadas de crema espesa

Preparación:

1. Cubrir un molde desmontable con papel de aluminio.
2. Agregar mantequilla y chocolate en una taza resistente al calor y llevar al microondas por un minuto o hasta que el chocolate se derrita.
3. Retirar del microondas y revolver bien.
4. Mezclar la harina de almendras, el cacao y la sal en un bol.
5. Añadir endulzante y vainilla al huevo batido. Batir hasta obtener una mezcla homogénea y suave.

Agregar la harina de almendras y batir.

6. Agregar el chocolate derretido a la mezcla y batir hasta que esté suave.
7. Añadir las nueces y revolver. Transferir la mezcla al molde.
8. Llevar a un horno precalentado a 325F por 15 minutos. El centro debe quedar blando y los bordes firmes.
9. Retirar del horno y dejar enfriar. Colocar esta corteza en una bandeja junto a un molde refractario.
10. Mientras tanto, preparar el relleno: agregar queso crema en un bol y batir hasta que esté suave. Añadir los huevos, el endulzante, la crema y la vainilla y batir hasta integrar todo.
11. Transferir el relleno a la corteza horneada y esparcir.
12. Llevar la bandeja al horno por 35-40 minutos.
13. Cuando se enfríe, soltar los bordes de la corteza con un cuchillo afilado y colocar en un plato.
14. Cubrir con papel envolvente. Enfriar en la nevera y servir más tarde.

Helado Marmoleado de Fresa

Ingredientes:

Para el helado de vainilla:

- 2 tazas de crema espesa
- 2 cucharadas de vodka (opcional)
- 6 yemas de huevo grandes
- 2/3 taza de eritritol o endulzante
- 1/4 cucharadita de goma xantana (opcional)
- 1 cucharadita de extracto de vainilla

Para el marmoleado de fresa:

- 2 tazas de puré de fresas

Preparación:

1. Llevar una sartén honda a fuego bajo. Añadir la crema y el eritritol. Calentar hasta que el eritritol se disuelva. Retirar del fuego.
2. En un bol, batir las yemas con una batidora eléctrica hasta que doblen su volumen.
3. Añadir 2 cucharadas de la crema tibia a las yemas y batir constantemente. Continuar el procedimiento hasta que toda la crema se integre a las yemas. Agregar vainilla y volver a batir.
4. Si lo deseas, puedes agregar vodka y goma xantana a la mezcla y batir una vez más. Dejar enfriar completamente.
5. Llevar el helado al congelador por unas horas. Revolver un par de veces mientras esta en el congelador.
6. Retirar el helado semi-congelado del congelador.
7. Añadir el puré de fresa por encima. Con un cuchillo,

dar forma de espirales para lograr el efecto marmoleado.

8. Congelar el helado nuevamente por 5-6 horas hasta que esté firme. Retirar del congelador 30 minutos antes de servir.
9. Alternativamente, se puede enfriar el helado en una máquina para helados siguiendo las instrucciones del fabricante. Luego seguir los pasos 7 y 8, y añadir el puré de fresa en los últimos minutos del batido.
10. Para hacer helado de vainilla, omitir los pasos 6 y 7. Congelar hasta que esté firme.

Panqué Keto

Ingredientes:

- 10 huevos
- 2 tazas de mantequilla
- 4 tazas de harina de avellana
- 2 cucharaditas de extracto de vainilla
- 2 cucharaditas de polvo de hornear
- 2 cucharaditas de esteva
- Una pizca de sal

Preparación:

1. Llevar todos los ingredientes a un bol.
2. En otro bol, verter crema y el endulzante. Batir con una batidora eléctrica hasta que la mezcla esté cremosa.
3. Añadir los huevos uno por uno, batiendo cada vez.
4. Agregar 2 cucharadas de la mezcla de ingredientes secos al bol y batir. Continuar agregando la mezcla de ingredientes secos hasta que se haya integrado completamente.
5. Añadir extracto de vainilla y volver a batir.
6. Verter la mezcla en un molde previamente engrasado y forrado con papel para hornear.
7. Llevar a un horno precalentado a 350 F por 30-50 minutos o hasta que se pueda insertar un palillo en el panqué y salga limpio.

Tartaletas de Limón con Merengue

Porciones: 4

Ingredientes:

Para la crema de limón:

- 6 yemas de huevo
- 20 gotas de estevia
- 7 cucharadas de mantequilla en cubos
- ½ taza de eritritol en polvo
- 1 pizca grande de goma xantana
- 4 limones

Para la corteza:

- 2 tazas de harina de almendras
- 1 huevo
- 4 cucharadas de proteína de suero de leche
- 2 cucharadas de mantequilla derretida
- 4 cucharadas de eritritol en polvo
- ½ cucharadita de sal

Para el merengue:

- 4 claras de huevo
- 4 cucharadas de eritritol en polvo
- ¼ cucharadita de crémor tártaro

Preparación:

1. Precalentar el horno a 350 F.
2. Par la corteza: Agregar todos los ingredientes de la corteza en un bol y mezclar con las manos hasta

formar una masa.

3. Dividir la masa en 4 porciones y colocarlas en moldes para tartas. Presionar dentro del molde para dar forma.
4. Llevar a un horno precalentado a 350 F por 10-15 minutos. Revisar las cortezas cada 5 minutos. Retirar si están listas.
5. Para la crema de limón: Rallar la cáscara de 2 limones en un bol. Exprimir parte del jugo de los limones también.
6. Batir las yemas en un bol resistente al calor. Añadir las gotas de estevia y el eritritol. Batir la mezcla nuevamente. Llevar el bol a una olla preparada para baño maría. Batir hasta que la mezcla empiece a espesar.
7. Añadir el jugo de limón y la ralladura de limón y batir. Agregar la goma xantana y mezclar bien.
8. Empezar a añadir los cubos de margarina, uno a la vez y batir para que se derritan en la mezcla. Continuar hasta que todos los cubos se hayan integrado a la mezcla.
9. Retirar el bol del baño maría y dejarlo refrescar. Llevar el bol al refrigerador por unas horas.
10. Para el merengue: Verter las claras de huevo en un bol y batir con una batidora eléctrica a baja velocidad hasta obtener una textura espumosa.
11. Añadir el crémor tártaro y batir. Batir a velocidad media. Agregar el eritritol, una cucharada a la vez. Añadir más crémor tártaro y batir.
12. Aumentar la velocidad de la batidora a alta. Batir hasta que se formen picos en el merengue.
13. Para armar las tartaletas: dividir la crema de limón y verter con una cuchara en la corteza ya horneada.

14. Colocar merengue por encima con una cuchara.
15. Hornear a 350 F por 20 minutos o hasta que el merengue esté dorado.

Pasteles de Fresas

Ingredientes:

Para los pasteles:

- 6 oz. de queso crema
- 4 cucharadas de eritritol
- 6 huevos grandes separados
- 1 cucharadita de extracto de vainilla
- 1/2 cucharadita de polvo de hornear

Para el relleno:

- 2 tazas de crema batida
- 20 fresas medianas cortadas en rodajas

Preparación:

1. Batir las claras hasta que estén suaves y esponjosas.
2. Agregar el queso crema a las yemas junto al extracto de vainilla, el eritritol y el polvo de hornear. Batir hasta que la mezcla esté suave y cremosa.
3. Añadir las claras a esta mezcla de queso crema con movimientos envolventes.
4. Engrasar 2-3 moldes para hornear grandes. Cubrir con papel vegetal o con alguna lámina antiadherente.
5. Dejar caer cucharas grandes de la mezcla sobre el molde. Dejar un espacio entre los dos pasteles.
6. Llevar a un horno precalentado a 300 F por 25 minutos. Se pueden hornear en tandas.
7. Esparcir crema batida sobre un pastel. Colocar las fresas sobre el pastel y colocar otro pastel por encima.

Tarta de Manzana

Ingredientes:

Para la corteza:

- 2 huevos
- 3/4 taza de harina de coco
- 1/4 cucharadita de sal
- 1/2 taza de mantequilla sin sal derretida (si se usa mantequilla con sal, no añadir más sal)

Para el relleno:

- 3 manzanas Mcintosh rojas, peladas, sin el centro, rebanadas o picadas
- 2 cucharadas de eritritol
- 1/2 cucharadita de extracto de vainilla
- 2 cucharaditas de canela molida
- 1 cucharada de mantequilla

Preparación:

1. Para la corteza: Mezclar mantequilla y los huevos en un bol. Batir hasta que se integren. Agregar la harina de coco y sal. Mezclar nuevamente. Para finalizar, amasar usando las manos.
2. Dividir la masa en 2 partes iguales. Tomar una parte y presionarla en un molde pequeño para tartas.
3. Para el relleno: En un bol, mezclar la manzana, el eritritol, la vainilla y la canela.
4. Colocar las rodajas de manzana sobre la corteza ya preparada. Arreglarlas de la manera que desees. Reservar.

5. Tomar la otra mitad de la masa y aplanar con un rodillo sobre una superficie limpia (espolvorear primero con harina de coco o colocar papel vegetal) hasta un grosor aproximado de ¼ de pulgada.
6. Levantar con cuidado la masa con cuidado y colocarla sobre la corteza con el relleno. Sellar presionando la masa con el borde del molde para tartas. Hacer unas hendiduras pequeñas por encima usando un cuchillo afilado.
7. Otra opción para el paso 5 es, después de estirar la masa, cortar tiras de 1 centímetro de ancho y colocarlas sobre la corteza rellena cruzando unas con otras.
8. Llevar a un horno precalentado a 425 F por 12 minutos.
9. Luego bajar la temperatura a 350 F y hornear por 40 minutos.
10. Retirar del horno y dejar enfriar.
11. Servir caliente con crema batida o helado.

Bombones de Fresa y Albahaca

Porciones: 5

Ingredientes:

- 6 cucharadas de queso crema
- 4 cucharadas crema de leche de coco
- 2 cucharadas de mantequilla sin sal y a temperatura ambiente
- 2 cucharadas de eritritol en polvo o endulzante Swerve
- Gotas de estevia al gusto (opcional)
- Un puñado de hojas de albahaca frescas
- ½ taza de fresas frescas y algunas extra para decorar
- ½ cucharadita de extracto de vainilla

Preparación:

1. En una licuadora, agregar el queso crema, la crema de leche de coco, la mantequilla, el eritritol, la estevia y la vainilla. Licuar hasta que quede suave.
2. Separar la mitad de la mezcla licuada y reservar.
3. A la mitad que aún está en la licuadora, añadir las fresas y licuar hasta que la mezcla esté suave.
4. Verter la mezcla en 5 moldes de muffin de silicona.
5. Limpiar la licuadora y verter en ella la mezcla reservada. Agregar las hojas de albahaca y licuar hasta que la mezcla esté suave.
6. Verter la mezcla con ayuda de una chuchara sobre los moldes de muffin que ya tienen una capa de mezcla de fresa.
7. Colocar fresas rebanadas finamente por encima.
8. Congelar por unas horas hasta que estén firmes.

Galletas de Coco

Ingredientes:

- La clara de 1 huevo grande
- 1/4 taza de harina integral de soja
- 2 cucharadas de avellanas enteras
- 3 cucharadas de coco seco
- 3/4 cucharadita de extracto de coco
- 4 cucharadas de mantequilla sin sal
- 1-2 cucharadas de agua carbonatada (agua de soda) o la cantidad necesaria
- 1/4 cucharadita de extracto de vainilla
- 4 cucharadas de eritritol o endulzante Swerve
- 1/4 cucharadita de sal
- Aceite comestible en aerosol

Preparación:

1. Extender las avellanas sobre un molde para hornear.
2. Llevar a un horno precalentado a 350 F por 8-10 minutos o hasta que se doren (la piel estará casi oscura cuando estén lista). Retirar del horno y dejar enfriar.
3. Colocar una toalla de cocina húmeda sobre una mesa. Extender las avellanas sobre la mitad de la toalla. Cubrir con la otra mitad y frotar para que la piel de las avellanas se suelte.
4. Cortar las avellanas en trozos gruesos y reservar.
5. En un bol, agregar harina de soja, coco, avellanas, clara de huevo, agua carbonatada, extracto de coco, extracto de vainilla, sal, mantequilla y eritritol. Mezclar bien.
6. Rociar un molde para hornear con aceite. Colocar una

cucharada de la mezcla sobre el molde. Tratar de dar forma redonda.

7. Llevar a un horno precalentado a 350 F por 20 minutos o hasta que las galletas estén ligeramente doradas.
8. Retirar del horno y dejar enfriar unos minutos.
9. Transferir a una rejilla de alambre.
10. Dejar enfriar completamente y servir.

Conclusión

Después de haber visto estas recetas, hemos llegado al final de este libro. Quiero agradecerte por haber elegido este libro.

Ahora que lo has terminado de leer, me gustaría expresar mi gratitud por elegir esta fuente en particular y por haberte tomado el tiempo para leerlo. Toda la información que contiene fue investigada cuidadosamente y recopilada de manera que puedas comprender la dieta de la manera más fácil posible.

La forma breve en la que fue descrita la dieta, además de las múltiples recetas aquí contenidas, te ayudará a comprender todo lo que necesitas saber al respecto. Espero que la información te haya sido de utilidad y ahora puedes usarla como una guía cada vez que quieras. También puedes recomendar este libro a familiares y amigos que crees que pueden encontrar esta información útil.

La dieta cetogénica es una manera fácil y saludable de perder peso, además de lograr que tu cuerpo esté en mejor estado del que se encontraba antes. Como se ha mencionado en los capítulos anteriores, puedes ver cómo esta dieta funciona exactamente y la manera en la que puede ayudarte. Así que es hora de probarla. Estoy seguro de que no te arrepentirás.

Dieta Paleo

Más de 50 Recetas Saludables inspiradas en la Dieta Paleo para Desayunos, Almuerzos, Cenas y Postres

Tabla De Contenido

Introducción

Quiero agradecerte y felicitarte por haber descargado el libro, "*Dieta Paleo: Una guía para la Dieta Paleo con más de 50 Recetas para Desayunos, Almuerzos, Cenas y Postres*".

En este libro encontrarás pasos comprobados y estrategias sobre cómo seguir la dieta paleolítica. Esta dieta, conocida popularmente como la dieta paleo, se trata de reconfigurar el organismo para que funcione a su nivel más alto de salud. Comer alimentos similares a los que nuestros antepasados cavernícolas solían comer hace cientos de años puede tener este efecto. La dieta incluye alimentos que pueden encontrarse fácilmente en la naturaleza, tales como frutas y vegetales, nueces y carnes.

La dieta paleo tiene muchos beneficios, como ayudar con la pérdida de peso, combatir enfermedades e inflamación en el organismo, brindar más energía y mucho más. En el primer capítulo de este libro puedes aprender los beneficios y pasos simples para seguir la dieta paleo.

Lo mejor de esta dieta es que no tienes que sufrir ni pasar hambre: incluso puedes disfrutar postres hechos con ingredientes integrales y saludables. En las siguientes páginas encontrarás recetas para preparar estos exquisitos postres, además de muchas otras recetas para platos y comidas del día.

Gracias nuevamente por descargar este libro, ¡y espero que lo disfrutes!

Capítulo 1: Breve Resumen de Todo Lo Que Necesitas Saber Sobre la Dieta Paleo

Mucho antes de la revolución agrícola, hace unos 10.000 años, la pirámide alimenticia de las personas estaba definida por algo conocido como la dieta paleolítica. Esta dieta también ha sido llamada la dieta de los cazadores y recolectores o la dieta del cavernícola, ya que consiste en su mayoría de carnes, frutas, vegetales y nueces. La dieta paleo es una dieta libre de productos refinados y procesados, tales como azúcares artificiales y granos refinados. La dieta se enfoca en alimentos sanos, integrales y llenos de nutrientes para que lo único que se llene sea tu estómago y no tu cintura.

La dieta paleo se dio a conocer en la década de 1970, aunque solo se hizo popular en la última década. La idea general es que el cuerpo humano puede regresar a un estado mejor de salud si regresa a las raíces de su dieta original: la alimentación de la era cavernícola. Este capítulo te enseñará lo que debes saber sobre la dieta paleo, incluyendo sus beneficios y algunas pautas básicas antes de continuar con las secciones de recetas de este libro.

Beneficios de la Dieta Paleo

Algunos de los beneficios de la dieta paleo incluyen:

#1: La Dieta Paleo es Para Cualquiera

La dieta paleo se adapta fácilmente a una cantidad de requisitos para la salud. Ya que se enfoca en comidas saludables, en lugar de cumplir con una cierta ingesta calórica, esta dieta se ajusta a las necesidades de cualquiera que busque adelgazar, es perfecta para atletas, o incluso para la persona común que solo busca comer de manera más saludable.

#2: La Dieta Paleo es Saciante

A diferencia de muchas dietas, no es necesario morir de hambre cuando sigues la dieta paleo. Las comidas que comes tienen muchos nutrientes, proteínas y grasas saludables. Esto significa que tú (y tu cuerpo) se sentirán más saciados y como resultado, es probable que comas menos.

#3: La Dieta Paleo Puede Controlar y Prevenir Algunas Enfermedades

La dieta paleo ha sido estudiada a profundidad en las últimas décadas, y la mayoría de las investigaciones muestran resultados prometedores para muchos aspectos. Comer una dieta baja en alimentos refinados y procesados se ha demostrado como un factor clave para reducir las enfermedades cardíacas, mejorar los niveles de colesterol y controlar la diabetes tipo 2.

#4: La Dieta Paleo Tiene Beneficios Anti-Inflamatorios

La dieta paleo se basa en el principio de que las dietas de las personas han evolucionado más que sus cuerpos. Muestra de esto son las alergias a elementos como el gluten y los lácteos. Ya que la dieta paleo no incluye este tipo de alimentos, tiene propiedades anti-inflamatorias naturales que benefician al organismo. Las personas que siguen esta dieta comen normalmente frutas y vegetales ricos en antioxidantes, lo que ayuda a combatir la inflamación en todo el cuerpo.

#5: La Dieta Paleo Mejora Tu Energía

Cuando comes mejor, tu cuerpo se siente mejor. Teniendo en cuenta que las comidas de la dieta paleo son ricas en nutrientes, vitaminas y minerales, tu cuerpo consigue mejores fuentes de energía para funcionar al máximo. Esto puede acabar con la fatiga y ayudarte en tu rutina de ejercicio. Además, puedes dormir mejor ya que tus niveles de energía se estabilizan a lo largo del día.

Pautas Básicas para la Dieta Paleo

Seguir la dieta paleo es algo bastante simple: en general, solo debes evitar granos, azúcares y alimentos refinados y procesados, y cualquier otro alimento que no existía cuando nuestros ancestros vivieron hace 10.000 años. La mayoría de las personas que siguen la dieta paleo también evitan productos lácteos, en especial aquellos altamente procesados.

Además de evitar las comidas refinadas y procesadas, debes optar por carnes, frutas y vegetales completamente orgánicos. Los alimentos de origen orgánico son importantes en esta dieta. Es recomendable comer carne alimentada con pasto y similares, en lugar de carne de animales alimentados con granos, ya que esta carne implica los mismos riesgos y problemas que la ingesta de granos y cereales refinados para las personas.

Lo Que Puedes Comer

Los alimentos que puedes comer en la dieta paleo incluyen:

- Carnes magras
- Nueces y semillas
- Frutas y vegetales
- Mariscos
- Grasas saludables

Lo Que Debes Evitar

Los alimentos que debes evitar en la dieta paleo incluyen:

- Granos (en especial los granos refinados)
- Azúcares
- Alimentos Procesados
- Almidones
- Legumbres
- Lácteos
- Alcohol
- Café

Puede que después de leer la lista anterior te preguntes si verdaderamente es posible preparar una comida con solo ese tipo de alimentos. Los capítulos siguientes de este libro te ofrecerán recetas deliciosas para cada comida del día, incluyendo postres que incluyen ingredientes saludables de la dieta paleo. ¡A disfrutar!

Capítulo 2: Recetas para Desayunos Paleo

Avena Falsa de Canela y Manzana

Esta 'avena' dulce y picante es perfecta para satisfacer tus ganas por desayunar un cereal bien caliente. Puedes terminar este plato con unas manzanas, canela, pasas o nueces extra.

Ingredientes (para 1 porción)

- 1 y ½ tazas de puré de manzana sin azúcar
- ½ taza de mantequilla de almendras con trozos
- ¼ taza de leche de coco entera
- 1 y ½ cucharaditas de canela (o cantidad al gusto)
- ½ cucharadita de nuez moscada molida

Preparación

Llevar todos los ingredientes a una sartén pequeña y calentar a fuego medio. Revolver constantemente por 10 minutos, hasta que los ingredientes estén calientes y bien integrados. Añadir tus frutas preferidas por encima antes de servir.

Frittata de Puerro Vegetariana con Ensalada de Rúcula

Esta receta vegetariana de la dieta paleo está cargada de sabor. Es perfecta para los fines de semana, pero tan rápida de hacer que puedes prepararla como desayuno durante la semana.

Ingredientes (para 8 porciones)

Para la frittata:

- 12 huevos
- ½ taza de leche de coco entera
- ¼ taza de aceite de coco
- 1 puerro pequeño cortado en rodajas
- 2 dientes de ajo triturados
- ¼ cucharada de sal
- 1/8 cucharadita de pimienta

Para la ensalada de rúcula:

- 4 tazas de rúcula baby empaquetada sin apretar
- ½ taza de tomates uva cortados a la mitad
- 1 y 1/2 cucharadas de aceite de oliva
- 3/4 cucharadita de vinagre balsámico

Preparación

Precalentar el horno a 350 F. Verter la leche de coco en un bol mediano y añadir sal. Mezclar antes de añadir los huevos batidos, y luego batir hasta tener una mezcla homogénea.

Agregar aceite de coco a una sartén de hierro fundido y llevar a fuego medio. Cocinar los puerros por 5 minutos hasta que estén blandos, añadir el ajo y cocinar hasta que suelte su aroma, y luego por otro minuto. Verter los huevos en la sartén y agregar pimienta y sal al gusto. Llevar al horno por 20-25 minutos hasta que esté listo. No cocinar demasiado la frittata o tendrá una textura gomosa.

Cuando esté casi lista, batir en un recipiente el aceite de oliva y el vinagre balsámico. Dejar que la frittata repose por 5 minutos cuando salga del horno. Colocar rúcula por encima, los tomates cortados y el aderezo de oliva y vinagre.

Batido de Coco con Chía y Bayas

Bayas maduras y sabrosas de tu elección, combinadas con frutas y verduras mixtas, además de leche de coco para la ingesta de grasas saludables y semillas de chía para ese refuerzo de proteína. Una manera excelente de empezar la mañana.

Ingredientes (para 2 porciones)

- 1 taza de bayas congeladas de tu elección
- 2 tazas de hojas de espinacas baby
- 1 banana
- ¼ taza de leche de coco entera
- 3 cucharadas de semillas de chía
- 1 cucharadita de aceite de coco

Preparación

Cortar la banana en rodajas y llevarla a una licuadora con los otros ingredientes. Licuar hasta que el batido alcance la consistencia deseada, añadiendo agua de ser necesario mientras se licua. Si lo deseas, puedes servir con semillas de chía extra, hojuelas de coco y más bayas.

Muffins de Banana y Zanahoria

A diferencia de la mayoría de los muffins sin harina, estos son increíblemente esponjosos. También están llenos de nutrientes, grasas saludables y proteína.

Ingredientes (para 12 porciones)

- 2 tazas de harina de almendras
- 1 y ½ tazas de zanahorias ralladas
- 3 huevos
- 3 bananas
- 1 taza de dátiles deshuesados
- ¾ taza de nueces
- ¼ taza de aceite de coco derretido
- 2 cucharadas de bicarbonato de sodio
- 1 cucharada de canela
- 1 cucharadita de vinagre de sidra de manzana
- 1 cucharadita de sal

Preparación

Precalentar el horno a 350 F. Tamizar la harina, la canela, el bicarbonato y la sal en un bol grande y reservar. Luego llevar los dátiles, los huevos, las bananas, el aceite de coco y el vinagre a un procesador de alimentos y procesar hasta que todo se haya integrado bien.

Añadir esta mezcla de dátiles y banana a la harina previamente tamizada. Mezclar hasta integrar bien los ingredientes. Añadir la zanahoria y las nueces con movimientos envolventes, asegurándote de no mezclar demasiado. Con una cuchara, verter la mezcla en 12 moldes con papel para muffins. Llevar la bandeja al horno por 25 minutos o hasta que los muffins estén firmes.

Muffins Veganos de Calabaza y Calabacín

Esta es otra deliciosa receta de muffins bastante húmeda y esponjosa. Esta no lleva huevos ni leches, lo que la hace completamente vegana. Es bastante ideal para el otoño, y ofrece una opción baja en carbohidratos para disfrutar el delicioso sabor de la calabaza.

Ingredientes (para 6 porciones)

- 1 taza de harina de almendras
- ½ taza de harina de tapioca
- ½ taza de harina de coco
- 2 tazas de puré de calabaza
- 1 taza de dátiles deshuesados
- ½ taza de bayas mixtas congeladas
- 1 calabacín pequeño rallado
- ¾ taza de almendras cortadas
- ¼ taza de aceite de coco
- 6 cucharadas de agua
- 2 cucharadas de semillas de linaza molidas
- 1 cucharada de pimienta de Jamaica
- 1 cucharada de canela en polvo
- 2 cucharaditas de bicarbonato de sodio

- 1 cucharadita de vinagre de sidra de manzana
- 1 cucharadita de sal

Preparación

Precalentar el horno a 350 F. En un bol pequeño añadir el agua y la linaza y dejar reposar por 5 minutos o hasta que tenga una consistencia pegajosa. Mientras esperas, tamizar las tres harinas, la pimienta, canela, bicarbonato y la sal en un bol grande. Mezclar bien y reservar.

Llevar la calabaza, dátiles, aceite de coco y el vinagre de sidra de manzana a un procesador de alimentos y procesar hasta que los dátiles estén en trozos. Mezclar esto con las harinas tamizadas usando movimientos envolventes, sin mezclar demasiado.

Luego añadir el calabacín, las bayas y las nueces, también con movimientos envolventes. Verter la mezcla final en 6 moldes con papel para muffins y hornear por 25 minutos o hasta que estén firmes.

Tortilla de Camarón y Aguacate

Los camarones no son un ingrediente común en las tortillas, pero esta receta hará que te preguntes por qué nunca lo habías probado. Es un plato perfecto para empezar el día, además el aguacate y el camarón brindan las grasas saludables necesarias.

Ingredientes (para 2 porciones)

- 4 huevos batidos
- ¼ libra de camarones pelados, desvenados y sin cola
- ½ aguacate pelado, deshuesado y cortado en cubos
- 1 tomate cortado en cubos
- 1 cucharada de cilantro fresco picado
- 1 cucharadita de aceite de coco
- ½ cucharadita de sal
- ¼ cucharadita de pimienta

Preparación

Calentar una sartén grande a fuego medio, añadir aceite de ser necesario y cocinarlos camarones hasta que estén rosados completamente. Cortarlos y reservar mientras se prepara el resto de la tortilla.

Añadir la mitad de la sal a los huevos batidos y reservar. Calentar una sartén a fuego medio alto y añadir el aceite de coco. Cuando esté bien caliente, verter los huevos moviendo la sartén para que el huevo se extienda hasta los bordes de la sartén.

Mientras se cocinan, mezclar los tomates con el aguacate y el cilantro. Añadir sal y pimienta al gusto y reservar. Cuando la tortilla esté casi lista, añadir los camarones a una mitad de la tortilla. Doblar la otra mitad de la tortilla sobre los camarones y cocinar por 1-2 minutos. Retirar de la sartén con cuidado y llevar a un plato. Colocar la mezcla de tomate y aguacate por encima.

Cazuela de Salchicha y Calabacín

Este guiso para el desayuno incluye el delicioso sabor de la salchicha acompañado de calabacín bien tierno, una combinación que se mantiene junta con huevos. Algunos de sus otros sabores salados vienen de los hongos y el tomillo.

Ingredientes (para 4 porciones)

- 1 libra de salchichas de desayuno molidas
- 3 calabacines medianos
- 6 hongos cremini cortados en mitades
- 1 cebolla picada en cuartos
- 6 huevos
- 2 cucharadas de harina de almendras
- 2 cucharaditas de tomillo fresco picado
- ½ cucharadita de ajo
- ¼ cucharadita de pimienta de cayena
- ¼ cucharadita de sal

Preparación

Precalentar el horno a 400 F. Luego llevar el calabacín, hongos y cebollas a un procesador de alimentos con una cuchilla para ralla (también se pueden rallar los vegetales manualmente). Una vez procesados, volcar sobre una toalla de papel para retirar el exceso de humedad. Llevar esta mezcla a un molde para hornear de 8x8, esparciendo uniformemente.

Desmenuzar la salchicha sobre los vegetales. Espolvorear la harina de almendras y luego el tomillo. Reservar mientras se combinan los huevos con el ajo, la cayena y la sal en un bol. Batir por 30 segundos o hasta que los huevos se hayan integrado bien con los ingredientes. Verter esta mezcla sobre los vegetales y la salchicha.

Llevar al horno y cocinar por 50 minutos hasta que esté dorado y los huevos y la salchicha se hayan cocinado completamente. Si ves un poco de agua, no te preocupes; esto ocurre porque los vegetales se deshidratan mientras se cocinan. Dejar que la cazuela se enfríe por 15 minutos antes de servir.

Sándwich BLT Deconstruido con Huevos

¿Quién no disfruta con un sándwich relleno de tocino crujiente, lechuga bien fresca y tomates jugosos? Esta versión del BLT clásico no necesita los productos a base de granos y añade a la preparación aguacates, almendras crujientes y huevos cocinados en grasa de tocino.

Ingredientes (para 2 porciones)

- 6 rebanadas de tocino crudo cortadas en cubos
- 4 huevos
- 1 aguacate pelado, deshuesado y rebanado
- 1 taza de tomates cherry cortados en mitades
- 2 tazas de espinaca baby
- 1 y ½ cucharadas de almendras cortadas

Preparación

Llevar el tocino a una sartén precalentada a fuego medio bajo. Cocinar por 15 minutos revolviendo constantemente. Tomar 1 cucharada de la grasa y reservar.

Añadir los tomates y la espinaca a la sartén con el tocino y cocinar revolviendo por 2-3 minutos hasta que los tomates estén calientes y las hojas de espinaca se hayan sofrito. Mientras esperas que los vegetales se cocinen, llevar una segunda a fuego medio y freír los huevos con la grasa de tocino reservada.

Servir el tocino, la espinaca y el tomate en 4 platos. Colocar los huevos por encima, seguidos del aguacate y las almendras.

Revuelto de Chorizo

Este plato incluye chorizo picante y huevos esponjosos con un toque de pimientos rojos y cebollas, cubierto por salsa fresca y/o cilantro al momento de servir.

Ingredientes (para 2 porciones)

- 4 huevos
- ½ libra de chorizo corriente cortado en rodajas (sin ingredientes extra)
- 1 pimiento rojo cortado en cubos
- ½ cebolla cortada en cubos
- 1 cucharada de aceite de coco
- ¼ cucharadita de sal
- ¼ cucharadita de pimienta
- ¼ cucharadita de salsa picante (o al gusto)

Preparación

Llevar una sartén a fuego medio alto y añadir el aceite de coco. Luego agregar las cebollas y cocinar por 5 minutos hasta que estén doradas. Añadir el chorizo y los pimientos a la sartén, cocinar por 5-10 minutos. Las cebollas deben estar transparentes y el chorizo debe estar crujiente por los bordes.

Mientras esperas que el chorizo se cocine, batir los huevos en un bol junto a la sal y la pimienta. Verter los huevos en la sartén con el chorizo y cocinar, revolviendo de vez en cuando hasta que estén firmes y esponjosos. Servir con salsa picante.

Panqueques de Coco y Canela

Estos panqueques deliciosos son un poco más densos de lo que esperarías porque solo incluye ingredientes de la dieta paleo. Sin embargo, están cargados de sabor y son el sustituto perfecto cuando necesitas saciar ese antojo de carbohidratos por la mañana.

Ingredientes (para 4 porciones)

- ½ banana madura y hecha puré
- 2 huevos
- 1 y ½ cucharadas de harina de coco
- 3 cucharadas de leche de coco entera
- 1-2 cucharadas de aceite de coco para freír
- ½ cucharadita de canela
- ½ cucharadita de extracto de vainilla
- ½ cucharadita de vinagre de sidra de manzana
- ¼ cucharadita de bicarbonato de sodio
- 1/8 cucharadita de sal

Preparación

En un bol, aplastar bien la banana y añadir los huevos, la leche de coco, el extracto de vainilla y el vinagre. Mezclar hasta integrar bien. En otro bol, mezclar los ingredientes secos. Justo antes de cocinar, mezclar los ingredientes secos con la banana y los huevos hasta obtener una mezcla homogénea.

Calentar el aceite de coco en una sartén a fuego medio y añadir más mientras se cocina. Con una cuchara, verter la mezcla en la sartén y cocinar por 1-2 minutos hasta que se empiecen a formar burbujas. Voltear y cocinar por 30 segundos o 1 minuto por el otro lado. Servir calientes.

Batido de Mantequilla de Almendras y Manzana

Esta receta dulce y ácida es tan deliciosa que ni siquiera llegas a probar la espinaca. El batido es rico en vitaminas y nutrientes, además de aportar proteínas.

Ingredientes (para 2 porciones)

- 2 tazas de espinacas baby
- 1 banana picada y congelada
- 1 manzana verde Abuela Smith sin el centro y picada
- 1 taza de agua fría
- 3 cucharadas de mantequilla de almendras

Preparación

Llevar todos los ingredientes a una licuadora y licuar hasta que estén bien integrados. Seguir licuando hasta que el batido tenga la consistencia deseada. También puedes ajustar la medida de agua para que sea más ligero o más espeso.

Hamburguesa Paleo con Huevos y Queso de Anacardos

En la dieta paleo, es algo muy difícil para las personas abandonar los lácteos, en especial el queso. Este queso de anacardos es un sustito excelente en este plato sustancioso, que también puede servirse en cualquier comida del día.

Ingredientes (para 4 porciones)

- 1 y ½ libras de carne molida
- 1 taza de anacardos crudos
- 4 huevos
- Jugo de 1 limón
- 1 diente de ajo triturado
- 4 rebanadas gruesas de tomate
- 4 hojas de lechuga enteras
- Condimentos para hamburguesas de tu elección
- ¼ cucharadita de sal
- 1/8 cucharadita de pimienta (o al gusto)

Preparación

Empezar remojando los en agua por 2-4 horas antes de que estén listos para cocinar. Llevarlos aun bol con suficiente agua fría y cubrir. Cuando estén listos, escurrir los anacardos y llevarlos a un procesador de alimentos junto al ajo, el jugo de limón y sal. Procesar hasta obtener una mezcla suave.

Tomar la carne molida y dar forma de 4 hamburguesas. Sazonar con sal, pimienta y cualquier otra especia que desees. Cocinar las hamburguesas en una sartén grande hasta el término de cocción deseado. Retirar del pan y reservar los jugos de la carne. Usar la grasa de hamburguesa para cocinar los huevos hasta que las claras estén bien cocinadas (o más, según lo prefieras).

Para servir, colocar las hamburguesas sobre una hoja grande de lechuga. Por encima, colocar ¼ del queso de anacardos, un tomate y el huevo. Si lo deseas, puedes decorar con cebollín picado.

Capítulo 3: Recetas para Platos Fuertes Paleo

Salmón Ahumado con Eneldo e Hinojo

La combinación de salmón y eneldo es ancestral. Estos sabores clásicos se unen en este plato rápido y muy fácil de preparar. Ya que es una receta sencilla, es una gran opción si estás aprendiendo a cocinar salmón.

Ingredientes (para 4 porciones)

- 8 oz. de salmón ahumado cortado en4 piezas de 2 oz. cada una
- 3 bulbos grandes de hinojo cortados en cubo
- 4 cucharadas de eneldo fresco picado
- 2 cucharadas de aceite de coco
- ¼ cucharadita de pimienta negra

Preparación

Llevar una sartén a fuego medio alto. Cuando esté caliente, agregar el aceite de coco y mover para esparcir bien sobre la sartén. Agregar el hinojo en cubos y saltear por 10 minutos o hasta que esté tierno. Luego agregar el salmón ahumado cortado en piezas y cocinar completamente. Decorar con eneldo fresco y pimienta negra antes de servir.

Cerdo con Ajo y Jengibre servido sobre Arroz de Coliflor

El ajo picante y el jengibre se unen en este plato. Debes prepararlo con tiempo, dejando que el cerdo se marine por 2-3 horas (24 horas sería ideal). Para esta receta se necesita cocinar el arroz con una parte de la marinada, de manera que el sabor se distribuya por todo el plato.

Ingredientes (para 4 porciones)

- 1 y ½ libras de solomillo de cerdo
- 1 cabeza de coliflor cortada en floretes
- 2 cucharadas de jengibre fresco o 2" de la raíz cortada en rodajas
- 6 tallos de cebollín recortado y picado finamente
- 2 dientes de ajo picados
- 1 taza de Aminos de coco
- 1 taza de vino blanco
- 1 cucharada de aceite de coco
- 1 cucharadita de sal

Preparación

Prepara el cedro cortándolo en filetes de 1 pulgada. Llevarlo a un bol o una bolsa de plástico con cierre hermético. En un bol, mezclar vino blanco, aminos y las el ajo y jengibre picado. Verter la mezcla sobre la carne de cerdo y cubrir bien, sellar y llevar a la nevera por 2 horas o todo un día, volteando la carne o aplastándola varias veces.

Antes de cocinar, llevar una sartén grande a fuego medio alto. Retirar el solomillo de la marinada y reservar la marinada para después. Esparcir sal en ambos lados del solomillo. En la sartén caliente, añadir aceite de coco y mover para distribuir bien. Cuando el aceite empiece a humear, agregar el solomillo y cocinar por 3-4 minutos por cada lado. La temperatura interior debe llegar a 145 F.

Cuando la carne se cocine, reservar y dejar reposar por 5-10 minutos. Mientras se espera, preparar el arroz de coliflor. Llevar el arroz al procesador como normalmente se haría. Retirar las rodajas de jengibre de la marinada y verter sobre la sartén donde se cocinó el cerdo. Cuando empiece a hervir, agregar el 'arroz' y cocinar bien por 2-3 minutos. Servir colocando el arroz y la salsa sobre el plato con el solomillo por encima y decorar con cebollín.

Sándwich BLT Paleo con Portobello

En esta receta se sustituye la espinaca por lechuga y se añade aguacate a la preparación; sin embargo, los sabores tradicionales del BLT aún están allí. El portobello funciona como una 'pan' bastante sustancioso para este sándwich.

Ingredientes (para 2 porciones)

- 4 hongos portobello medianos
- 4 rebanadas de tocino cortadas en la mitad y cocinadas
- 1 taza de espinacas
- 1 aguacate
- 1 tomate cortado en rodajas
- ¼ cebolla amarilla cortada en rodajas
- ¼ taza de mantequilla de anacardos (o mostaza Dijon, según lo prefieras)
- 1 cucharada de aceite de coco

Preparación

Limpiar los hongos y quitar el tallo hasta quedar con solo el sombrero. Usar la mostaza o la mantequilla de anacardos y untar por la parte de adentro de cada sombrero. Cubrir dos sombreros con el tocino y los vegetales y luego colocar los otros dos para formar los sándwiches.

Precalentar la parilla. Untar el sándwich con aceite de coco y asar a la parilla por 2-3 minutos hasta que estén bien tostados.

Pastel de Carne Danés

Este pastel de carne tiene huevos y harina de almendras para mantener unida la carne y los vegetales en la mezcla. La textura suave y esponjosa de este pastel se contrasta con el tocino crujiente que se esparce por encima. Servir acompañado de tus vegetales favoritos.

Ingredientes (para 4 porciones)

- ½ libra de pavo molido
- ½ libra de cerdo molido
- 4 rebanadas de tocio
- 6 hongos cremini cortados en rodajas
- 1 cebolla picada
- 1 huevo batido
- ¼ taza de leche de coco entera
- 1 cucharada de aceite de coco
- 1 cucharadita de sal
- ½ cucharadita de pimienta

Preparación

Precalentar el horno a 400 F mientras se prepara el pastel de carne. Añadir aceite de coco a una sartén y llevar a fuego medio. Cocinar los hongos y las cebollas por 10 minutos hasta que estén tiernos y empiecen a dorar.

Mientras se cocinan los hongos y las cebollas, mezclar en un bol el pavo y el cerdo con el huevo batido, la leche de coco, la harina de almendras, sal y pimienta. Dejar que los hongos y las cebollas se enfríen un poco antes de agregar a la mezcla de carne, y luego integrar bien.

Con las manos, dar forma de rollo a la carne y colocar sobre un molde para hornear previamente engrasado. Esparcir el tocino por encima del pastel y cocinar por 50-60 minutos, hasta que esté cocinado completamente y el tocino esté crujiente. Desechar los jugos de la carne o reservar para otra receta.

Chuletas de Cerdo Dulces y Saladas con trocitos de Cacao y Calabaza Moscada

El cerdo es una carne que puede usarse en muchas recetas y es un ingrediente perfecto junto a la calabaza moscada dulce. Los trocitos de cacao dan un sabor salado y textura crujiente al exterior de la tierna chuleta de cerdo.

Ingredientes (para 4 porciones)

- 4 chuletas de cerdo sin hueso (4-6 oz. cada pieza sin grasa)
- 1 calabaza moscada mediana sin piel y cortada en cubos
- 2 tazas de espinaca
- 1 huevo
- 1/3 taza de trocitos de cacao crudo picados
- 2 cucharaditas + 1 cucharadita de aceite de coco
- 1 cucharada de miel cruda
- ¼ cucharadita de canela en polvo
- 1 cucharadita de sal
- ½ cucharadita de pimienta

Preparación

Con un ablandador de carne, golpear cada lado de las chuletas para que la carne se ablande. Batir el huevo en un bol pequeño. Bañar cada chuleta con el huevo y luego sazonar con sal, pimienta y los trocitos de cacao.

Llevar una sartén a fuego medio. Añadir 2 cucharaditas de aceite de coco. Cuando esté caliente, agregar la calabaza y cocinar por 5 minutos, revolviendo constantemente para evitar que se pegue. Llevar otra sartén a fuego medio y calentar el aceite de coco restante. Cocinar las chuletas por 3-4 minutos por cada lado o hasta que su temperatura alcance los 165 F.

Después de llevar el cerdo a la sartén, agregar la miel y la canela a la calabaza moscada. Cocinar por 5-6 minutos más, sazonar con sal y pimienta si lo prefieres. Servir la calabaza sobre una cama de espinaca fresca junto a la chuleta.

Pasta Primavera con Camarones y Espárragos

Esta pasta fresca y veraniega está hecha con fideos de calabacín (conocidos como *zoodles*) y camarón para ofrecer proteína. Es un gran almuerzo o puede acompañar una cena.

Ingredientes (para 2 porciones)

- 4 calabacines medianos
- 1 libra de espárragos recortados y picados en rodajas de 1 pulgada
- ½ libra de camarones pelados, desvenados y sin cola
- ¼ libra de hongos cremini mushrooms cortados en rodajas
- 2 dientes de ajo picados
- ¼ taza de vino blanco
- 3 cucharadas de aceite de oliva
- 2 cucharadas de estragón fresco picado finamente
- ¼ cucharadita de sal
- ¼ cucharadita de pimienta

Preparación

Empezar la receta preparando los fideos de calabacín. Pelar el calabacín y luego usar una mandolina para hacer 'fideos' al estilo juliana, o usar un pelador de vegetales y pelar el calabacín a lo largo. Llevar los fideos a un colador. Añadir sal y agitar. Dejar que los fideos reposen por 20 minutos, agitando de vez en cuando. Escurrir bien y secar cualquier exceso de líquido.

Una vez escurridos, añadir aceite de oliva a una sartén grande y dejar que se caliente. Añadir el ajo y los hongos, saltear por 3-5 minutos hasta que los creminis estén tiernos. Agregar los espárragos y saltear con los hongos y el ajo rápidamente antes de agregar el vino blanco. Cubrir la sartén y dejar que todo se cocine por 2 minutos o hasta que el espárrago se ablande y su color sea verde brillante.

Agregar el estragón fresco, los camarones y la pimienta. Cocinar por 2-3 minutos hasta que el camarón se haya cocinado completamente y su color sea rosado. Cuando la mezcla de espárragos esté lista, añadir los fideos de calabacín y servir bien caliente.

Envuelto de Carne y Vegetales al Estilo Asiático

En lugar de usar una tortilla a base de harina altamente procesada, este envuelto usa una variedad bien crujiente de lechuga iceberg o bibb. Los sabores de la salsa de pescado, aminos de coco, jengibre y una selección de vegetales se unen para lograr una experiencia al estilo asiático.

Ingredientes (para 2 porciones)

Para los envueltos:

- 1 libra de carne molida
- 6 hojas grande s de lechuga (enteras)
- ¼ cabeza de col verde (repollo) rallada
- 4 champiñones cortados en rodajas
- 2 dientes de ajo triturados
- 1 cebolla picada
- 1 cucharada de jengibre fresco picado
- 1 cucharada de salsa de pescado
- 1 cucharada de aminos de coco
- 1 cucharada de vinagre de sidra de manzana

Para acompañar:

- 2 cebollines picados
- 1 zanahoria rallada

- ¼ de cabeza de col verde rallada

Preparación

Llevar una sartén a fuego medio y agregar las cebollas y la carne. Cocinar por 7-8 minutos hasta que esté dorada. Añadir el jengibre y el ajo y cocinar por1-2 minutos hasta que suelten su aroma.

Luego añadir la col y los hongos, cocinar por 5-6 minutos hasta que estén tiernos. Agregar salsa de pescado, aminos y vinagre, y cocinar por otro minuto hasta que la mezcla se cocine bien.

Reservar y preparar el acompañante al mezclar todos los vegetales dentro de un bol. Con una cuchara colocar la mezcla de carne en las hojas de lechuga y decorar por encima con los vegetales.

Muslos de Pollo con Coco y Citronela

Estos tiernos mulsos tienen todos los sabores frescos del agua de coco y citronela. También se preparan en una olla de cocción lenta, por lo que es menos trabajo y mucho menos riesgo de cocinar la carne demasiado.

Ingredientes

- 10 muslos de pollo sin piel
- 4 dientes de ajo triturados
- 1 taza + ¼ taza de leche de coco
- 1 tallo de citronela (cerca de 5 pulgadas) pelado
- ¼ taza de cebollín picado
- 3 cucharadas de aminos de coco
- 2 cucharadas de salsa de pescado
- 2-3 pulgadas de jengibre fresco
- 1 cebolla en rodajas finas
- 1 cucharadita de polvo de cinco especias
- 1 cucharadita de sal
- ½ cucharadita de pimienta

Preparación

Colocar los muslos en una bolsa plástica con cierre hermético o en un bol y cubrir con sal y pimienta. Reservar. Luego añadir 1 taza de leche de coco, aminos de coco, jengibre, citronela, ajo y las cinco especias en un procesador de alimentos y procesar hasta obtener una mezcla suave.

Verter la marinada en el bol o la bolsa plástica y cubrir bien el pollo. En la olla de cocción lenta, colocar las cebollas en el fondo del recipiente. Colocar el pollo y toda la marinada. Cocinar a fuego lento por 4-5 horas. Para obtener una salsa cremosa, retirar el pollo de la olla cuando esté listo y verter el resto de la marinada y las cebollas en una licuadora. Añadir el ¼ de taza de leche de coco y licuar hasta que se combinen bien.

Chili Sustancioso de Pavo

Aunque el chili es un plato para comer durante climas fríos, este chili sustancioso está lleno de vegetales de verano. Es perfecto para las noches frescas de verano.

Ingredientes (para 4 porciones)

- 1 y ½ libras de pavo molido
- 4 rebanadas de tocino cortado en cubos
- 1 lata (28 oz.) de tomates triturados sin aditivos
- 2 calabacines medianos cortados en cubos
- 1 cebolla picada en cubos
- 1 chile jalapeño picado y sin semillas
- 2 dientes de ajo triturados
- 1 pimiento amarillo picado en cubos
- 2 tazas de caldo de pollo
- 2 cucharadas de perejil picado
- 1 cucharada de chili en polvo
- 1 cucharadita de orégano
- 1 cucharadita de comino
- ¼ cucharadita de sal
- ¼ cucharadita de chili en polvo
- 1/8 cucharadita de pimienta

Preparación

Colocar el tocino al fondo de una olla grande y cocinar a fuego medio hasta que esté crujiente. Retirar el tocino con una espumadera y colocar sobre una toalla de papel para escurrir. Agregar calabacín, cebollas y pimientos a la olla con la grasa de tocino y cocinar por 7 minutos hasta que estén blandos. Sazonar y añadir el ajo triturado, cocinar por otro minuto.

Luego agregar sal y pimienta y el pavo molido. Cocinar por 10 minutos hasta que el pavo esté dorado. Revolver mientras se cocina para que todos los ingredientes se integren bien a la carne. Una vez cocinada, añadir caldo de pollo y los tomates. Cocinar a fuego lento por 30-40 minutos hasta que el chili espese. Decorar con perejil y el tocino que se había reservado.

Cazuela Cremosa de Pollo y Brócoli

Esta cazuela está cubierta con almendras crujientes auténticas y tocino en lugar de migas de pan. Su textura cremosa no es lo que esperarías de un plato de la dieta paleo ya que no tiene productos lácteos, pero su sabor es simplemente delicioso.

Ingredientes (para 4 porciones)

- 4-6 oz. de pechugas de pollo sin piel y deshuesadas
- 1 taza de leche de coco entera
- ½ taza de caldo de pollo
- ¾ cabeza de coliflor picada finamente
- ½ cabeza de brócoli picada finamente
- ½ libra de champiñones cortados en rodajas
- 4 rebanadas de tocino cortadas en cubos y cocinadas hasta crujir
- ½ taza de almendras picadas
- 1 huevos
- 1 cucharada de aceite de coco
- ½ cucharadita de sal
- ¼ cucharadita de pimienta

Preparación

Llevar una sartén a fuego medio alto. Añadir el aceite cuando esté caliente. Mientras se calienta, sazonar el pollo con sal y pimienta. Saltear por 7-8 minutos antes de voltear y cocinar del otro lado hasta que el pollo esté listo. Una vez cocinado, dejar que el pollo se enfríe y luego cortarlo en piezas de 1 pulgada.

Precalentar el horno a 350 F. En un molde, añadir todos los ingredientes de la cazuela por capas: brócoli, seguido de los hongos, coliflor y el pollo.

En un bol mediano, mezclar el caldo de pollo, la leche de coco y el huevo. Una vez mezclados, verter esta mezcla sobre las capas y cubrir el molde con papel de aluminio. Llevar al horno por 30 minutos. Retirar el papel de aluminio y añadir las almendras y el tocino. Hornear por 5-10 minutos hasta que la cazuela esté caliente y burbujeando, y las almendras se hayan tostado ligeramente. Dejar que el plato repose por 10 minutos antes de cortar, para que los jugos se asienten.

Cerdo Kalua en CrockPot (Olla de cocción lenta)

El cerdo kalua tradicional se toma un día entero para cocinar en un horno de leña al aire libre. Ya que no todos contamos con el espacio (ni el tiempo) para prepararlo con este método, esta receta de cerdo kalua inspirado en la dieta paleo se ha ajustado para ollas de cocción lenta.

Ingredientes (para 10 porciones)

- 5 libras de paleta de cerdo tipo Boston (con o sin hueso)
- 3 rebanadas de tocino gruesas
- 5 dientes de ajo pelados
- 1 y ½ cucharadas de sal gruesa

Preparación

Usar el tocino para cubrir el interior de la olla de cocción lenta. Colocar la paleta de cerdo en una tabla para picar y retirar toda la piel si lo deseas. Añadir sal por todos lados y llevar a la olla, colocando la paleta sobre el tocino. Rostizar por 12-16 horas a temperatura baja. No es necesario añadir líquido, el cerdo rostizado y el tocino irán soltando grasa y líquidos por sí solos.

Cuando la carne se desprenda fácilmente, retirar de la olla con cuidado. Desmenuzar la carne con 2 tenedores sobre un plato o una tabla y luego llevar a un bol grande. Probar el sabor de la carne. De ser necesario, añadir una parte del líquido reservado en la olla hasta que el cerdo kalua esté jugoso y lleno de sabor.

Tomates Asados Rellenos con Salchicha

Tomates dulces y jugosos rellenos con salchicha sazonada y luego asados en el horno. Los tamaños son un poco pequeños, por lo que una porción consiste de 1 tomate y ½. También puede ser un plato más sustancioso si se acompañada de arroz de coliflor o alguna otra guarnición al estilo paleo.

Ingredientes (para 4 porciones)

- 1 libra de salchicha de cerdo molida y sazonada
- 6 tomates grandes
- 1 cebolla picada
- 6 champiñones blancos picados en rodajas
- 3 cucharadas de cilantro para decorar

Preparación

Precalentar el horno a 350 F. Mientras esperas, llevar una sartén a fuego medio alto y cocinar la salchicha, los champiñones y las cebollas. Cocinar por 8-10 minutos hasta que estén completamente dorados.

Mientras se cocina la salchicha, cortar la parte superior de los tomates. Remover las semillas y el jugo con una cuchara y añadir esto a la sartén. Colocar los tomates con la parte inferior hacia abajo sobre una bandeja engrasada.

Cuando la salchicha esté lista, retirar el exceso de grasa y líquido de la sartén. Rellenar los tomates con esta mezcla y hornear por 10-15 minutos. Retirar del horno y decorar con cilantro picado antes de servir.

Crujientes Deditos de Pollo

Esta receta es la muestra de que no necesitas granos o cereales para disfrutar de un pollo 'empanizado' crujiente. La harina de almendras se cocina por fuera de la suave carne de pollo en esta deliciosa receta. Puedes disfrutar de estos crujientes deditos de pollo con una ensalada, una salsa al estilo paleo (puedes ver más ideas en las secciones siguientes del libro), o por sí solos.

Ingredientes (para 4 porciones)

- 1 libra de pechuga de pollo sin piel y deshuesada
- 3 claras de huevo ligeramente batidas
- ¾ taza de harina de almendras
- 1 cucharada de aceite de oliva
- ¼ taza arrurruz en polvo
- 1 cucharadita de sal
- 1 cucharadita de comino
- 1 cucharadita de paprika en polvo
- ½ cucharadita de pimienta negra
- ½ cucharadita de pimienta de cayena
- ½ cucharadita de ajo en polvo

Preparación

Precalentar el horno a 375 F. Forrar una bandeja para hornear con papel de aluminio y colocar una rejilla de alambres encima de ella. Preparar el pollo cortándolo en tiras de 1 a 2 pulgadas de grosor. Reservar.

Buscar 3 recipientes poco profundos o boles pequeños. En el primero, colocar el arrurruz. En el segundo, colocar las claras de huevo y batirlas ligeramente. En el último, colocar la harina de almendras y las especias y mezclar bien. Cubrir el pollo con el arrurruz en polvo y luego sacudir el exceso. Pasar por la clara de huevos y luego llevar a la harina. Colocar el pollo sobre la rejilla y repetir con cada una de las piezas de pollo.

Cuando todo el pollo esté cubierto, hornear por 20-25 minutos. El pollo debe estar dorado, crujiente y cocinado por completo.

Hamburguesas de Carne y Portobello con infusión de Salvia

El sabor es un factor clave para esta receta. Servir acompañadas de tus vegetales o ingredientes para hamburguesa favoritos, o simplemente presentar sobre una cama de lechuga, cebolla, mayonesa paleo (puedes ver esta receta más adelante) o cualquier otro ingrediente de la dieta paleo que disfrutes.

Preparación (para 2 porciones)

- 1 libra de carne molida magra(85% carne, 15% grasa)
- ¼ libra de hongos portobello baby
- 2 cucharadas + 2 cucharadas de aceite de oliva
- 3 dientes de ajo triturados
- 2 cucharadas de salvia fresca triturada
- 1 cucharadita de pimienta negra

Preparación

Precalentar el horno a 350 F mientras limpias los hongos. Cortar los hongos en cuartos y colocarlos sobre una bandeja para hornear. Llevar al horno por 15-20 minutos hasta que tengan la mitad de su tamaño original. Mientras esperas, agregar 2 cucharadas de aceite de oliva a una sartén a fuego medio. Añadir la salvia y el ajo. Cocinar por 2-3 minutos.

Llevar esta mezcla de salvia y ajo a un procesador de alimentos. Cuando estén procesados, añadir los hongos asados y procesar hasta que los hongos estén cortados en trozos grandes. Verter en un bol grande y mezclar con la carne molida y la pimienta negra hasta integrar todo bien.

Calentar la sartén donde se cocinaron el ajo y la salvia a fuego medio, y añadir 2 cucharadas de aceite de oliva. Cocinar las hamburguesas por 5 minutos por cada lado hasta que se cocinen completamente.

Pechuga de Pollo a la Parilla Envuelta con Tocino y Romero

Los deliciosos sabores del romero y el ajo penetran la pechuga de pollo asada a la parrilla. La pechuga está envuelta en una tira de tocino para obtener más grasa. Servir con tu guarnición favorita de la dieta paleo.

Ingredientes (para 4 porciones)

- 1 libra de pechugas de pollo sin piel y deshuesadas
- 4 rebanadas gruesas de tocino
- 8 ramitas de romero fresco
- 4 cucharaditas de ajo en polvo
- 1 cucharadita de sal
- ½ cucharadita de pimienta
- Aceite para la parrilla

Preparación

Untar aceite en la parilla y calentar a fuego medio alto. Dejar que se caliente mientras se prepara el pollo. Sazonar con ajo, sal y pimienta. Luego colocar 2 ramitas de romero s sobre cada pechuga. Envolver con una rebanada de tocino para mantener el romero en su lugar, pinchar con un palillo si es necesario.

Llevar el pollo a la parrilla por 8 minutos antes de voltearlo y cocinar por 8 minutos más. Cocinar hasta que su temperatura interna sea de 165F y no esté rosado por el centro.

Sopa Cremosa de Almejas con Coco

Esta sopa de almejas se combina con un caldo cremoso de coco. Las proteínas de las almejas acompañadas de batatas y tocino. Es un plato sustancioso que puede comerse en el almuerzo o en la cena.

Ingredientes (para 6 porciones)

- 1 taza de almejas picadas y escurridas (reservar el líquido)
- 2 batatas medianas
- 1 lata de leche de coco entera
- 6 rebanadas de tocino
- 2 tallos de apio picados
- 2 zanahorias picadas en cubo
- ½ cebolla picada en cubos
- 2 dientes de ajo triturados
- 2 cucharadas de arrurruz en polvo
- 2 cucharadas de aceite de oliva
- 1 cucharada de perejil fresco picado
- ½ cucharadita de condimento italiano
- ½ cucharadita de sal
- ½ cucharadita de pimienta
- ¼ cucharadita de pimienta de cayena

Preparación

Colocar las batatas, el apio y las zanahorias en una olla grande y agregar suficiente agua para cubrir los vegetales. Cocinar a fuego medio por 10 minutos hasta ablandar. Reservar sin escurrir el líquido.

Mientras esperas, cocinar el tocio a fuego medio. Retirar de la sartén y colocar sobre toallas de papel o una rejilla para que la grasa se escurra. Sofreír las cebollas y el ajo en la grasa de tocino por 5-7 minutos hasta que las cebollas estén blandas. En la misma sartén, mover la cebolla hacia un lado y agregar las almejas. Saltear por 4 minutos con cuidado para que no se cocinen demasiado.

Cuando las almejas estén listas, transferirlas junto a la cebolla a la olla donde los vegetales se cocinaron. Añadir el tocino en trocitos a la olla.

En una sartén pequeña, calentar el arrurruz en polvo con grasa de tocino a fuego bajo. Cuando se combine bien, verter poco a poco la leche de coco. Revolver la mezcla hasta que se espese, sin dejar que hierva. Añadir el resto de los condimentos cuando la leche esté caliente y luego verter esta crema de coco y el líquido de las almejas en la olla. Llevar la sopa de almejas al fuego y calentar sin hervir o de lo contrario se quemará.

Carne e Hígado con Berenjena al Estilo Mediterráneo

El hígado tiene un sabor particular, por lo que no es un alimento que todos disfrutan. Sin embargo, al mezclar el hígado con carne en esta receta, y sazonar con sabores mediterráneos, puedes conseguir todos los nutrientes del hígado sin el sabor fuerte.

Ingredientes (para 4 porciones)

- 2 berenjenas medianas
- ¾ libra de carne molida
- ¼ libra de hígado de ternera molido
- ½ taza de nueces tostadas y picadas
- 6 tomates picados en cubos y con sus jugos
- 1 cebolla picada en cubos
- 2 dientes de ajo triturados
- 2 cucharadas de menta fresca picada
- 1 cucharada de vinagre balsámico
- 1 cucharadita de orégano
- ¼ cucharadita de sal
- 1/8 cucharadita de pimienta

Preparación

Precalentar el horno a 400 F. Cortar las berenjenas a lo largo. Con un cuchillo afilado, marcar la carne de la berenjena con cuidado para no romper la piel. Hacer un patrón entrecruzado dentro de la berenjena, con cada línea separada por 1 pulgada de distancia del resto en la misma dirección.

Untar aceite de oliva sobre la carne de las berenjenas. Colocar con la carne hacia abajo en una bandeja y llevar al horno por 25-30 minutos hasta que la berenjena esté suave y tierna.

Mientras se cocina, agregar hígado, carne, ajo y cebolla a una sartén y cocinar a fuego medio hasta que esté dorado. Cuando se cocine completamente, añadir los tomates y el orégano. Bajar la temperatura y cocinar a fuego lento. Añadir sal y pimienta. Cocinar por 10-15 minutos hasta que los tomates empiecen a romperse. Luego revolver y añadir el vinagre balsámico.

Cuando las berenjenas estén listas, colocar encima la mezcla de carne y tomate. Decorar con menta picada y nueces al momento de servir.

Tacos de Cerdo con Cilantro y Lima

Sabores brillantes que se combinan en este plato. Un cerdo perfectamente sazonado y otros ingredientes que se colocan sobre una hoja de lechuga buttercrunch, el sustituto perfecto para la tortilla procesada.

Ingredientes (para 4 porciones)

- 8 hojas de lechuga buttercrunch enteras
- 1 libras de solomillo de cerdo sin grasa y cortado en tiras delgadas, de 1-2 pulgadas cada una
- 2 tomates picados en cubos
- 2 aguacates pelados, deshuesados y cortados en rebanadas
- 1 cebolla roja picada en cubos
- 1 chile jalapeño picado y sin semillas
- ½ taza de caldo de pollo
- 3 cucharadas de cilantro fresco picado
- 3 cucharadas de jugo de lima
- ½ cucharadita de sal
- ¼ cucharadita de pimienta

Preparación

Sazonar bien el cerdo con sal y pimienta. Llevar una sartén a fuego medio alto y añadir aceite de coco. Cuando se caliente, agregar el cerdo y cocinar por 4-5 minutos hasta que esté ligeramente dorado. Reservar en un bol.

En la misma sartén, cocinar la cebolla y el chile. Ten cuidado si añades las semillas del jalapeño a la sartén ya que pueden quemarse. Si quieres añadirlas para un sabor más picante, agregar las semillas cuando el chile y la cebolla estén tiernas, lo cual tomará 5-7 minutos.

Cuando la cebolla esté lista, agregar el caldo y los tomates. Dejar cocinar a fuego lento por 2-3 minutos, revolviendo bien el fondo de la sartén para soltar la cebolla. Agregar el cerdo y sus jugos a la sartén. Añadir el jugo de lima y cocinar por 5-10 minutos, hasta que el cerdo de cocine completamente.

Para servir, colocar una hoja de lechuga buttercrunch en el plato y colocar el cerdo sobre ella. Terminar con el aguacate y el cilantro picado antes de servir.

Pizza Suprema Paleo

Salchichas, vegetales y una corteza al estilo paleo juntas en una deliciosa receta para satisfacer tus ansias de comer una pizza. Además, ¿a quién no le gusta la pizza?

Ingredientes (para 2 porciones)

- 1 taza de harina de almendras
- 1 salchicha cortada en rodajas de ½pulgada de grosor
- 2 huevos batidos
- 4 champiñones blancos cortados en rodajas
- 2 dientes de ajo triturados
- 1 pimiento rojo cortado en cubos
- ½ taza de tomates uva picados en mitades
- ½ taza de salsa marinara sin azúcar
- 3 cucharadas de mantequilla de almendras
- 2 cucharaditas + 1 cucharadita de aceite de oliva
- ½ cucharadita de semillas de hinojo
- ½ cucharadita de orégano
- ½ cucharadita d sal

Preparación

Precalentar el horno a 350 F. En un bol, mezclar la harina de almendras con los huevos batidos, la mantequilla de almendras y la sal. Verter 2 cucharaditas de aceite de oliva sobre una bandeja para hornear. Extender la 'masa' de pizza hasta formar una corteza con un grosor ¼ de pulgada. Llevar al horno por 10 minutos.

Mientras se cocina, verter el resto del aceite en una sartén a fuego medio. Cocinar la salchicha, champiñones y cebollas hasta que la salchicha esté dorada y los vegetales tiernos. Reservar y en la misma sartén cocinar el pimiento rojo con el ajo por 3-5 minutos hasta que estén tiernos. No cocinar los vegetales demasiado ya que se terminarán de cocinar en el horno.

Cuando la corteza esté lista, retirar con cuidado y cubrir con salsa marinara. Agregar los vegetales y la salchicha. Esparcir el hinojo y el orégano. Llevar al horno otra vez por 20 minutos. Sacar y colocar los tomates por encima de la pizza y hornear por 5-10 minutos más. Tener cuidado al retirar la pizza de la bandeja ya que la masa no es tan firme como la masa de pizza tradicional.

Capítulo 4: Recetas para Guarniciones, Sopas, Salsas, Aderezos y Ensaladas Paleo

Buñuelos de Calabacín

Estos bocados sabrosos son un excelente refrigerio, o acompañante para una hamburguesa o plato con pollo. También puedes alterar la receta usando ingredientes como tocino, cebollín, brócoli y otros vegetales. El yogur natural y el guacamole casero (o solo puré de aguacate) son una salsa genial para cubrirlos o acompañar los buñuelos.

Ingredientes (para 2 porciones)

- 3 huevos
- 2 calabacines medianos
- 2 cucharadas de grasa de tocino o aceite de coco
- 1 cucharada de harina de almendras
- 1 cucharadita de sal
- ¼ cucharadita de pimienta negra

Preparación

Preparar el calabacín rallando a mano o con la ayuda de un procesador de alimentos, dependiendo de la consistencia que quieres para los buñuelos. Reservar en un plato cubierto con toallas de papel, en especial si el calabacín tiene mucho líquido.

Romper los huevos en un bol grande y batir. Tamizar la harina de almendras y mezclar. Agregar el calabacín rallado, sal y pimienta y mezclar hasta integrar todo.

Reservar la mezcla para buñuelos mientras se calienta una sartén de hierro fundido a fuego medio bajo. Añadir la grasa (o aceite) cuando la sartén esté caliente. Dar forma a los buñuelos y freír cada lado por unos minutos hasta que estén dorados y cocinados completamente.

Salsa/Aderezo de Aguacate y Cilantro

Esta receta es funciona como una excelente salsa o aderezo. Está llena de grasas saludables del aguacate y el sabor de lima y cilantro.

Ingredientes (para 8 porciones)

- ¾ taza de cilantro fresco picado
- 2 tallos de cebollín picados
- ½ aguacate pelado y deshuesado
- 1 diente de ajo
- 1/3 taza de aceite de aguacate
- ¼ taza de jugo de lima
- ¼ taza de leche de coco entera
- 1 cucharadita de sal
- ½ cucharadita de pimienta

Preparación

Llevar todos los ingredientes a una licuadora y licuar hasta que obtener una mezcla suave y homogénea. Si la consistencia es muy espesa para tu gusto, se puede añadir más aceite de oliva o leche de coco. Puede guardarse en el refrigerador hasta por 4 días, pero debe licuarse nuevamente antes de servir ya que los ingredientes se separarán.

Batatas Salteadas

Las batatas son uno de los alimentos altos en carbohidratos de la dieta paleolítica que puedes comer sin sentirte culpable. Este es un plato al estilo hash-brown y es una genial guarnición para huevos en el desayuno, o para carnes en el almuerzo o cena.

Ingredientes (para 2 porciones)

- 1 batata grande rallada
- 1 cucharada de aceite de coco
- ¼ cucharadita de canela
- 1/8 cucharadita de nuez moscada

Preparación

Llevar una sartén a fuego medio. Cuando esté caliente, añadir el aceite de coco. Mover la sartén para esparcir bien el aceite y colocar las batatas ralladas. Espolvorear la canela y la nuez moscada y revolver bien. Luego saltear por ambos lados hasta que la batata esté blanda o cocinar por más tiempo si quieres que tomen el color dorado al estilo hash-brown tradicional.

Aderezo Básico para Ensaladas

Esta receta ofrece una base a la que puedes añadir hierbas mixtas dependiendo de lo que prefieras en tus ensaladas paleo. Algunas opciones muy buenas son cebollinos, estragón, romero, tomillo, albahaca, orégano y cebollín largo. Ya que esta receta se adapta fácilmente a los sabores que quieras, selecciona una combinación de hierbas para crear un aderezo que se ajuste a tu paladar.

Ingredientes (para 8 porciones)

- 1 taza de aceite de oliva virgen extra
- 1 diente de ajo triturado
- ¼ taza de vinagre balsámico
- 1 cucharada de jugo de limón
- 1 cucharadita de hierbas de tu elección (ajustar las medidas a tu gusto)
- 1 cucharadita de miel cruda
- 1 cucharadita de mostaza Dijon
- 1 cucharadita de sal
- ½ cucharadita de pimienta

Preparación

En un bol mediano, añadir vinagre balsámico, ajo, jugo de limón, miel y mostaza y mezclar todos los ingredientes bien. Otra opción es mezclar con una licuadora. Una vez que se integren los ingredientes, añadir el aceite de oliva poco a poco mientras se continúa batiendo o licuando.

Probar el aderezo. Añadir sal y pimienta, además de las hierbas seleccionadas. Ajustar cantidades hasta obtener el sabor deseado. Este aderezo puede refrigerarse en un recipiente hermético hasta por una semana.

Ensalada de Col con Manzana

Manzanas ácidas Abuela Smith, una col bien fresca y pimientos dulces conforman la base de esta receta. Todos los ingredientes bañados en un aderezo dulce y ácido.

Ingredientes

- ¼ taza de aceite de oliva
- 1 manzana Abuela Smith pelada, sin corazón y rallada
- ½ cabeza de col picada
- Jugo de un 1 limón
- 1 pimiento rojo picado
- 1 tallo de apio picado
- 2 cucharadas de miel cruda orgánica
- 1 y ½ cucharaditas de semillas de apio
- ½ cucharadita de sal

Preparación

En un bol grande, agregar las manzanas, col, pimento y apio y revolver bien los ingredientes. En otro bol, batir los ingredientes para hacer un aderezo. Verter el aderezo sobre las frutas y vegetales y mezclar suavemente hasta cubrir todo.

Salsa Cremosa de Ajo y Pimientos

Esta receta para una salsa cremosa tiene un sabor increíble y puede untarse en un pan paleo, o como salsa para vegetales crudos, deditos de pollo, sándwiches y más. También puedes añadir otros sabores usando hierbas mixtas de tu preferencia.

Ingredientes (para 4 porciones)

- 1 taza de dátiles crudos
- ½ taza de aceite de oliva
- 2 dientes de ajo
- 2 cucharada de levadura nutricional
- 2 cucharadas de jugo de limón
- 1 cucharadita de pimienta
- ½ cucharadita de sal

Preparación

Colocar los dátiles en un plato hondo. Añadir suficiente agua fría hasta cubrirlos y remojar por 3-4 horas. Debes tener cuidado para no remojarlos demasiado ya que esto alterará el sabor de los dátiles.

Después de este tiempo, escurrir el agua y llevar los dátiles a una licuadora junto a los otros ingredientes. Procesar hasta que la salsa esté suave. Si está muy espesa, puedes agregar agua poco a poco y volver a licuar. Sazonar al gusto y licuar. Puede refrigerarse en un recipiente hermético por hasta 3 días.

Tortitas de Camarón

Grasas saludables y nutrientes de vegetales surtidos forman parte de estas deliciosas tortitas. Pueden servirse como guarnición o incluso como una comida ligera.

Ingredientes (para 4 porciones)

- 1 libra de camarones pelados, desvenados y sin cola
- ½ taza de harina de almendras
- ½ taza de cilantro fresco picado
- 1 huevo
- 2 tallos de cebollín picados finamente
- 1 pimento rojo picado en cubos
- 2 dientes de ajo triturados
- 3 cucharadas de aceite de coco
- 1 cucharada de miel cruda
- 1 cucharada de jugo de lima
- ½ cucharadita de sal marina
- ¼ cucharadita de chile chipotle en polvo

Preparación

Procesar los camarones en un procesador de alimentos hasta que bien picados. Agregar esta mezcla a un bol grande con cebollín, pimienta, huevo, miel, jugo de lima, cilantro, ajo y el chile chipotle. Mezclar bien y luego dar forma a las tortitas con ½ pulgada de grosor. Si la mezcla no es lo suficientemente espesa, puedes agregar más harina de almendras.

Una vez que estén listas las tortitas, llevar una sartén grande al fuego y agregar el aceite de coco. Cuando llegue a temperatura media, colocar las tortitas y cocinar cada lado por 5 minutos hasta que ambos lados estén dorados. Colocar en un plato con toallas de papel y cocinar el resto de las tortitas.

Sopa Paleo de Langostinos

Esta receta es una versión de la sopa tradicional mexicana, con piezas de langostino tiernas, vegetales y un caldo salado y picante. Si no puedes conseguir langostinos, la receta es igual de deliciosa con camarones. De cualquier forma, este plato está lleno de proteína y grasas saludables.

Ingredientes (para 4 porciones)

- 2 libras de langostinos pelados
- 2 latas (6,5 oz cada una) de almejas picadas
- 2 tazas de agua
- 1 taza de caldo de pollo
- 1 lata (14,5 oz.) de tomates triturados sin azúcar
- 2 zanahorias peladas y picadas en cubos
- 2 dientes de ajo
- 1 cebolla picada
- 2 chiles grandes secos y semi-picantes (como el chile guajillo o el chile Anaheim)
- 1 hoja de laurel
- 1 cucharadita de orégano seco
- 1 cucharadita de aceite de oliva
- 4 cucharaditas de cilantro picado para decorar
- 1 lima picada en cuartos para decorar
- 1 cucharadita de sal

- ½ cucharadita de pimienta

Preparación

En un bol, agregar los chiles secos y suficiente agua para cubrirlos. Remojar por 30 minutos. Retirar del agua, quitar los tallos y las semillas. Colocar los chiles en un procesador de alimentos junto a los tomates, ajo, cebolla y orégano y mezcle hasta formar un puré.

Llevar una olla a fuego medio bajo y agregar el aceite de oliva. Cuando se caliente el aceite, verter el puré y cocinar a fuego lento por 6 minutos hasta que desprenda su aroma. Agregue el jugo de las latas de almejas, agua, caldo de pollo y la hoja de laurel. Seguir cocinando a fuego lento por 5 minutos más para que los sabores puedan integrarse.

Mientras la sopa se cocina a fuego lento, preparar las zanahorias y lavar bien los langostinos. Agregar las zanahorias a la olla y cocinar a fuego lento por 5 minutos más. Agregar las almejas y los langostinos. Cuando la olla vuelva a hervir a fuego lento, cubrir con una tapa, apagar el fuego y dejar la sopa reposar por 10 minutos. Con esta cocción lenta el sabor penetrará los mariscos sin que se cocinen demasiado y tomen una textura gomosa.

Probar la sopa después de 10 minutos y añadir sal y pimienta, usando las medidas de la receta o cantidad al gusto. También se puede agregar salsa picante u hojuelas de pimiento rojo secas si deseas un sabor más picante. Antes de servir, decorar con cilantro picado y 1 de los cuartos de lima.

Crema de Champiñones

Uno pensaría que cualquier tipo de 'crema' es imposible de preparar, ya que involucra lácteos. Esta receta utiliza aguacate para lograr esa textura cremosa además de brindar grasas saludables. Los champiñones y otros vegetales también son buenas fuentes de vitaminas y nutrientes.

Ingredientes (para 2 porciones)

- 6 champiñones blancos cortados en rodajas
- 2 aguacates medianos pelados y deshuesados
- 1 pimiento rojo cortado en cubos
- 2 tomates picados en cubos
- ¼ cebolla picada
- 2 dientes de ajo
- Jugo de ½ toronja mediana
- 1 taza de agua
- 1 taza de caldo de pollo
- 4 cucharadas de albahaca fresca
- 1 cucharada de aceite de coco

Preparación

En una olla, verter el agua y el caldo de pollo y llevar al fuego hasta hervir. Aún caliente, verter el caldo en un procesador de alimentos junto al aguacate, los dientes de ajo y el jugo de toronja. Procesar hasta obtener una mezcla con consistencia suave y reservar.

Llevar una olla mediana a fuego medio-alto. Cuando esté caliente, agregar el aceite de coco. Agregar el resto de los ingredientes en la olla y saltear por 8-10 minutos hasta que estén blandos. Agregar la mezcla procesada anteriormente y cocinar hasta que esté bien caliente.

Aderezo de Almendras con Ajo y Jengibre

Esta salsa/aderezo es excelente con pollo, mariscos y otras carnes. Está llena de sabores inspirados en la cocina asiática y ofrece la mezcla perfecta entre dulce y picante. Ya que el aderezo contiene aceite de sésamo, es mejor servir sin calentarlo.

Ingredientes (para 6 porciones)

- 5 cucharadas de aminos de coco
- 1 cebollín picado
- ¼ taza de aceite de sésamo
- 2 cucharadas de mantequilla de almendras
- 2 dientes de ajo
- 1 cucharada de miel cruda
- 1 cucharada de jengibre fresco triturado

Preparación

Mezclar todos los ingredientes en una licuadora hasta que se integren completamente. Siempre licuar justo antes de usar o servir, ya que el aceite hará que todos los ingredientes se separen. Este aderezo va muy bien en verduras, carnes o ensaladas.

Batatas Fritas

Estas batatas fritas dulces, saladas y crujientes son un gran acompañante para pollo a la parrilla, hamburguesas o incluso encima de una ensalada de carne.

Ingredientes (para 4 porciones)

- 4 batatas medianas
- 3 y ½ cucharadas de aceite de oliva
- ½ cucharadita de sal
- ½ cucharadita de comino
- ¼ cucharadita de pimienta negra

Preparación

Precalentar el horno a 400 F. Colocar papel vegetal sobre una bandeja para hornear. Cortar las batatas en bastones largos con un grosor de ¼ pulgada, con o sin piel.

Mezclar las batatas en un bol con aceite de oliva y condimentos. Sazonar bien y colocar en una sola capa sobre la bandeja. No colocar las batatas muy cerca de otras, o no se conseguirá una textura crujiente. Hornear por 15 minutos y luego voltear para hornear por otros 15 minutos. Las batatas fritas deben estar ligeramente doradas y crujientes.

Ratatouille de Hortalizas Asadas

Las hortalizas son la base de este delicioso plato, acompañado de piñones para dar textura y algo de proteínas. Esta receta sirve para una gran merienda o como acompañante para la carne que quieras.

Ingredientes (para 4 porciones)

- 1 berenjena picada en cubos
- 2 batatas peladas y picadas en cubos
- ½ calabaza moscada pelada y picada en cubos
- 2 zanahorias picadas en cubos
- 1 calabacín picado en cubos
- 1 cebolla roja picada
- ¼ taza de piñones tostados
- ¼ taza de perejil fresco picado
- 2 cucharadas de aceite de oliva
- 1 cucharadita de tomillo fresco
- ¼ cucharadita de sal
- 1/8 cucharadita de pimienta

Preparación

Precalentar el horno a 400 F. Cubrir una bandeja con papel vegetal. Colocar las zanahorias, la calabaza y las batatas en la bandeja y rociar con aceite de oliva e hierbas. Llevar al horno por 15 minutos.

Agregar el resto de los vegetales con cuidado y revolver cuidadosamente. Llevar al horno nuevamente por 20-25 minutos o hasta que los vegetales estén ligeramente dorados y blandos. Antes de servir, mezclar bien los vegetales asados con los piñones.

Calabaza Espagueti con Hierbas y Ajo al Estilo Italiano

Tomates ciruela, ajo en rebanadas y una selección de hierbas logran un sabor italiano auténtico en este plato. Es una guarnición perfecta para platos fuertes de pollo o camarón.

Ingredientes (para 4 porciones)

- 2 libras de calabaza espagueti (1 calabaza mediana)
- 1 taza de tomates ciruela cortados en rebanadas
- 2 dientes de ajo rebanados finamente
- 2 cucharadas de aceite de oliva
- 1 cucharada de albahaca fresca picada para decorar
- 1 cucharadita de perejil
- 1 cucharadita de sal
- ½ cucharadita de pimienta negra

Preparación

Precalentar el horno a 375 F. Mientras se calienta, preparar la calabaza espagueti cortándola a la mitad. Usar una cuchara para retirar las semillas. Colocar la calabaza en una bandeja para hornear con los lados cortados hacia abajo. Agregar agua hasta cubrir ½ pulgada de altura. Llevar al horno por 35-40 minutos hasta que la calabaza esté blanda.

Una vez esté cocida, dejar que se enfríe. Cuando esté fría al tacto, usar un tenedor para raspar la carne de calabaza tratando de no aplastar las hebras de la calabaza. Reservar en un plato.

Llevar una sartén a fuego medio y calentar el aceite de oliva. Agregar el ajo y cocinar por 1-2 minutos sin dorarlo. Agregar los tomates y el perejil a la sartén y cocinar por 2 minutos hasta que los tomates estén suaves y calientes. Retirar la sartén del fuego y agregar la calabaza espagueti revolviendo para integrar bien los ingredientes. Decorar con albahaca fresca antes de servir.

Arroz de Coliflor Simple

Para la mayoría de las personas, el arroz es un alimento básico difícil de abandonar cuando se sigue una dieta paleo. Sin embargo, la coliflor tiene un sabor flexible y es capaz de alcanzar una textura parecida al arroz, sin los carbohidratos.

Ingredientes (para 4 porciones)

- 1 cabeza de coliflor retirando la mayoría del tallo y cortada en floretes
- 2 cucharadas de aceite de coco
- 1 cucharada de sal
- 1 cucharadita de pimienta
- Condimentos de tu elección (según la receta, se puede usar jengibre, ajo, curry, jugo de lima, cilantro o cualquier otra especia)

Preparación

Llevar los floretes de coliflor a un procesador de alimentos y procesar hasta que obtener una consistencia gruesa, parecida al arroz. No procesar demasiado. Sazonar la mezcla con sal, pimienta y tus condimentos favoritos y procesar nuevamente para integrar.

Llevar una sartén grande a fuego medio alto. Agregar el aceite de coco y mover la sartén para esparcir bien el aceite. Agregar la coliflor y saltear por 4-5 minutos o hasta que esté blanda y se cocine por completo.

Mayonesa Paleo

La mayonesa siempre será el aderezo perfecto para un sándwich. Desafortunadamente, la mayonesa común no es parte de la dieta paleo. La versión que presentamos es fácil de hacer, siempre es espesa y se puede refrigerar en un recipiente hermético por hasta una semana.

Ingredientes (para 8 porciones)

- 2 yemas grandes de huevos de campo
- ½ taza de aceite de aguacate
- ½ taza de aceite de oliva virgen extra
- Jugo de ½ limón
- 1 cucharadita de mostaza Dijon
- ¼ cucharadita de sal

Preparación

En un bol, mezclar el aceite de oliva y el aceite de aguacate y reservar. En otro bol, agregar el jugo de limón y las yemas. Usar una batidora de mano y batir rápido con un tenedor para mezclar los ingredientes. Agregar los aceites poco a poco, batiendo constantemente para integrar. Batir por 4-5 minutos hasta que el aceite se incorpore a la mezcla. Cuando la mezcla espese, añadir la mostaza y la sal hasta que se integre.

Sopa de Huevo Paleo

La comida china es, probablemente, una de las gastronomías prohibidas dentro de la dieta paleo, en especial porque normalmente está llena de altos niveles de glutamato monosódico y otros ingredientes procesados. Esto no significa que no puedes disfrutarla sustituyendo por los ingredientes adecuados, y esta sopa de huevo es la prueba de ello.

Ingredientes (para 2 porciones)

- 3 tazas de caldo de pollo
- 2 huevos
- 2 cucharaditas de salsa de pescado
- 1 cucharadita de chiles picantes cortados en rodajas finas para decorar
- 2 cucharaditas de cilantro fresco picado para decorar
- 2 cebollines picados finamente para decorar
- ½ cucharadita de sal

Preparación

Llevar una olla mediana a fuego medio alto y agregar el caldo. Agregar la salsa de pescado y la sal, ajustando la medida si es necesario. Cuando la sopa hierva, será momento de añadir los huevos.

Romper los huevos en un bol pequeño y mezclar hasta que estén bien batidos. Agregar sal y salsa de pescado al gusto. Retirar la olla del fuego una vez que los huevos estén listos. Agregar los huevos lentamente, deben cocinarse al entrar en contacto con el caldo, haciendo hebras de huevo finas en lugar de trozos. Decorar con chiles, cebollines y cilantro. Servir caliente.

Aderezo Francés

Este es un aderezo dulce y salado, perfecto para ensaladas, lo cual es genial porque la mayoría de las salsas y aderezos no son aptos para la dieta paleo.

Ingredientes (para 6 porciones)

- 1 lata (6 oz.) de pasta de tomate procesado en la menor medida posible
- 3 cucharadas de mayonesa paleo (la receta se encuentra más atrás)
- ½ taza de aceite de oliva
- ¼ taza de miel cruda
- ¼ taza de vinagre de champagne
- ¼ cebolla picada
- 1 diente de ajo
- 1 cucharadita de paprika
- 1 cucharadita de salsa inglesa
- ¼ cucharadita de sal
- ¼ cucharadita de pimienta

Preparación

Agregar todos los ingredientes excepto el aceite de oliva a una licuadora. Licuar hasta obtener una consistencia suave. Añadir lentamente el aceite de oliva licuando por 2-3 minutos hasta que se incorpore a la mezcla. Puede refrigerarse en un recipiente hermético hasta por una semana.

Pan Paleo

Esta sustanciosa receta tiene sabor a trigo como la mayoría de los panes, pero en realidad no está hecha con trigo y está ajustada completamente a la dieta paleo. Puedes disfrutar de pan tostado por la mañana o usarlo para un delicioso sándwich.

Ingredientes (para 10 porciones)

- 3 tazas de harina de almendras
- 7 huevos
- 6 cucharadas de semillas de linaza molidas
- 3 cucharadas de harina de coco
- 1 y ½ cucharadas de miel cruda
- 1 y ½ cucharadas de aceite de coco derretido, y un poco más para el molde
- 1 y ½ cucharadas de vinagre de sidra de manzana
- 1 y ½ cucharaditas de bicarbonato de sodio
- ½ cucharadita de sal

Preparación

Precalentar el horno a 350 F. Utilizar una batidora de pie (o procesador de alimentos) para mezclar la linaza, las dos harinas, el bicarbonato y la sal. Batir o procesar para combinar todos los ingredientes bien. Agregar los huevos y mezclar. Agregar el resto de los ingredientes a la mezcla.

Después de preparar bien la masa, engrasar un molde de pan con aceite de coco. Usar una espátula para llevar toda la masa al molde. Hornear por 30-40 minutos o hasta que se cocine el pan por completo. Se puede insertar un cuchillo afilado por el medio para ver si sale limpio. Si la parte superior se dora muy rápido, se puede cubrir el molde con papel de aluminio mientras se termina de cocinar. Dejar que el pan se enfríe completamente antes de cortar en rebanadas.

Sopa de Brócoli

Esta sopa de brócoli está cargada de nutrientes y vitaminas, además de tener un sabor mejorado con caldo de pollo, limón y tocino. Incluso sin el queso que normalmente se añade a esta sopa, el resultado será un plato caliente, cremoso y delicioso.

Ingredientes (para 4 porciones)

- 3 cabezas de brócoli
- 5 tazas de caldo de pollo
- 2 nabos pequeños picados en cuartos
- Jugo de 1 limón mediano
- ¾ taza de leche de almendras sin azúcar
- 1/3 taza de crema de coco entera
- 8 rebanadas de tocino cocinadas y picadas en trocitos
- 1 cebolla picada
- 2 cucharadas de aceite de coco
- ¼ cucharadita de sal
- 1/8 cucharadita de pimienta

Preparación

Llevar una olla grande para sopas al fuego y calentar el caldo de pollo. Mientras se calienta, llevar una sartén a fuego medio y derretir el aceite de coco. Agregar los nabos, cebollas, jugo de limón, sal y pimienta a la sartén y cocinar por 5 minutos hasta que las verduras estén ligeramente blandas.

Agregue el brócoli a la sartén y cocinar por 5 minutos. Bajar a fuego lento y verter a la olla con el caldo de pollo. Cubrir con una tapa y cocinar a fuego lento por 10-15 minutos, hasta que el brócoli se suavice. Agregar la mezcla caliente a una licuadora y licuar hasta obtener una consistencia suave. Añadir la leche de almendras y la crema de coco antes de verter nuevamente en la olla. Calentar a fuego medio bajo hasta que esté bien caliente y decorar con los trocitos de tocino.

Capítulo 5: Recetas para Refrigerios y Postres Paleo

Dátiles Envueltos con Tocino

Esta receta preparada al horno, sacando la mayor dulzura de los dátiles que se contrastan perfectamente con la textura crujiente y el sabor salado del tocino. ¡Cuatro de estos fantásticos bocados son una porción que te saciará! Para evitar que estos bocados pierdan su forma al cocinarse, utiliza palillos de dientes para pincharlos antes de llevarlos al horno.

Ingredientes (para 4 porciones)

- 16 dátiles Medjool
- 8 rebanadas de tocino cortadas en mitades
- 16 almendras enteras

Preparación

Precalentar el horno a 375. Abrir los dátiles con un cuchillo. Insertar una almendra en cada uno de ellos. Luego envolver el dátil con media rebanada de tocino. Mientras se envuelve cada dátil, colocar en una bandeja para hornear con la unión de la tira de tocino hacia abajo. Hornear por 7 minutos, luego voltear y cocinar por 7-10 minutos más hasta que el tocino esté crujiente. Estos bocados son excelentes calientes o fríos.

Tarta con Crema de Coco, Anacardos y Banana

Los sabores dulces y tropicales de este postre se unen sobre una corteza preparada con ingredientes de la dieta paleo. Una tarta rellena con deliciosa crema de coco y anacardos y decorada con bananas por encima.

Ingredientes (para 10 porciones)

- 1 y ½ tazas de dátiles deshuesados
- 1 y ½ tazas de nueces pecanas
- 1 taza de anacardos remojados y escurridos
- 4 bananas firmes pero maduras
- ¾ taza de coco rallado sin azúcar
- ½ taza de agua
- 1 vaina de vainilla abierta y raspada
- 2 cucharadas + 2 cucharaditas de jarabe de arce (cantidad al gusto o si es necesaria)

Preparación

Llevar las nueces pecanas y la sal a un procesador de alimentos y procesar hasta tener trozos gruesos. Agregar los dátiles y procesar por 15-20 segundos, solo hasta que se integren bien a las nueces. Por último, agregar el jarabe al procesador y procesar hasta integrar bien. La mezcla debe adherirse un poco sobre sí misma. Esta será la corteza para la tarta. Presionar en un molde para tartas de 9 pulgadas y reservar.

Para el relleno, licuar los anacardos con una licuadora hasta que tengan una consistencia gruesa. Añadir la raspadura de vainilla, agua y jarabe. Licuar hasta obtener una textura suave. La consistencia del relleno debe ser similar a una mezcla para panqueques. Reservar 2 cucharadas de coco para decorar y agregar el resto a la licuadora, mezclando hasta que se integre completamente. Verter sobre la corteza para la tarta creando una capa uniforme con el relleno.

Cortar las bananas en rodajas con un ángulo ligeramente diagonal. Colocar las bananas comenzando desde el borde de la corteza y rodeando a medida que se acercan al centro. Decorar por encima con el resto del coco rallado y servir.

Huevos Endiablados con Guacamole

Delicioso aguacate y yemas de huevo cocidas en esta versión del tradicional huevo endiablado. Este plato está cargado de grasas saludables de los aguacates y proteína de los huevos para un sustancioso refrigerio o como guarnición para un plato fuerte.

Ingredientes (para 2 porciones)

- 1 aguacate grande
- 4 huevos duros
- 1 cucharadita de jugo de limón
- ½ cucharadita de salsa de ají picante (o al gusto)
- 1 y ½ cucharaditas de hojuelas de pimiento rojo (o al gusto)
- 1/2 cucharadita de sal
- ¼ cucharadita de pimienta negra

Preparación

Cortar el aguacate por la mitad y retirar el hueso, luego sacar la carne y llevarla al procesador de alimentos. Cortar los huevos a lo largo, retirar la yema y llevarla al procesador de alimentos junto al aguacate.

Reservar las claras de huevo y añadir salsa picante, hojuelas de pimiento rojo, jugo de limón, sal y pimienta al procesador. Procesar los ingredientes hasta que se combinen y se obtenga la consistencia deseada. Se pueden procesar hasta obtener una mezcla suave o con algunos trozos. Usar una cuchara para rellenar las claras de huevo con la mezcla de guacamole picante, ¡y a disfrutar!

Semillas de Calabaza con Especias

Esta receta ofrece los sabores tradicionales de otoño con algo que siempre podemos encontrar en esa época: ¡las calabazas! Estas semillas son un refrigerio bueno sin importar dónde te encuentres. Los ingredientes en esta lista no son específicos, ya que se puede usar la receta básica para hacer pequeñas o grandes tandas de semillas. También se pueden intercambiar las hierbas y especias para alterar el sabor.

Ingredientes (para 10 porciones)

- Semillas crudas de 1 calabaza
- 1 cucharada de pimienta de Jamaica
- 1 cucharada de comino
- 1 cucharada de cilantro
- 2 cucharadas de aceite de oliva
- ½ cucharadita de sal
- ½ cucharadita de pimienta

Preparación

Precalentar el horno a 350 F. Hervir agua en una olla grande o mediana, dependiendo de la cantidad de semillas, y añadir 1-2 cucharaditas de sal. Retirar las entrañas de la calabaza y sacar las semillas, limpiándolas de cualquier resto de calabaza. Colocar dentro de un colador y lavar usando agua fría hasta que no quede ningún rastro de calabaza en ellas. Deben ser de color blanco.

Cuando el agua haya hervido, agregar las semillas y cocinarlas por 10 minutos. Colar las semillas con el colador y escurrir. Secar bien usando una toalla. Llevar las semillas secas a un bol grande y añadir 1-2 cucharaditas de aceite de oliva. Es necesario que el aceite cubra bien las semillas. Agregar las especias y mezclar bien todos los ingredientes.

Es probable que tengas que cocinar más de una tanda de semillas, dependiendo de la cantidad que prepares. Colocar las semillas sobre una bandeja para hornear formando una capa uniforme, sin colocarlas muy juntas. Hornear por 10 minutos, sacar y revolver en la bandeja. Hornear las semillas nuevamente por 5-10 minutos, luego sacar algunas semillas y romper para ver si no se han quemado (el interior estará dorado si se están quemando). Las semillas estarán listas cuando se vean ligeramente doradas en el exterior y se puedan morder con facilidad.

Chips de Manzana Deshidratada

Estas manzanas son muy crujientes. Han sido secadas después de haber sido cocinadas lentamente en el horno. La canela y el jugo de manzana recién exprimido le dan a esta receta un sabor increíble, pero también pueden hacerse con otro tipo de jugo o utilizando diferentes condimentos y especias.

Ingredientes (para 4 porciones)

- Jugo de 5-6 manzanas grandes (aproximadamente 2 tazas)
- 2 manzanas grandes
- 1 ramita de canela
- 1 cucharadita de canela en polvo

Preparación

Precalentar el horno a 250 F. En una olla grande, agregar el jugo de manzana y la ramita de canela y llevar a hervor. Sacar el corazón de 2 manzanas y quitar la parte superior e inferior. Cortar en rodajas con un grosor aproximado de 1/8 pulgada.

Colocar las rodajas de manzana en el jugo hirviendo. Cocinar hasta que las manzanas estén trasparentes por 4-5 minutos. Sacar las rodajas con cuidado usando una espumadera. Colocar sobre una toalla de tela y secar con cuidado.

Llevar estos chips de manzana a una rejilla sobre una bandeja para hornos. En la bandeja se acumulará el exceso de líquido. Hornear por 30-40 minutos en el horno hasta que las manzanas se sientan casi secas y tengan un color dorado.

Galletas de Coco y Chocolate Sin Hornear

Estas galletas sin hornear te recordarán a las barras de de chocolate 'Mounds', pero sin los ingredientes procesados. Puedes hacer estas galletas tan grandes o pequeñas como quieras, solo ten en cuenta que ¼ de esta receta representa una porción.

Ingredientes (para 4 porciones)

- 1 taza de hojuelas de coco sin azúcar
- ½ taza de chispas de chocolate negro (al menos 85% de cacao)
- ¼ taza de mantequilla de almendras
- ¼ taza de cacao en polvo sin azúcar
- 3 cucharadas de aceite de coco
- 2 cucharadas de miel cruda

Preparación

En un bol resistente al calor, agregar las chispas de chocolate y el aceite de coco y llevar al microondas por 30 segundos a la vez, revolviendo en cada intervalo hasta que el chocolate se derrita. Luego añadir miel, mantequilla de almendras y cacao en polvo y mezclar hasta obtener una consistencia suave. Añadir luego las hojuelas de coco y mezclar bien.

Reservar la mezcla mientras se prepara una bandeja con papel vegetal. Verter la mezcla sobre la bandeja con una cuchara corriente o una cuchara de helado. Llevar al refrigerador hasta que las galletas estén bien firmes.

Bocados de Salmón y Pepino con Queso de Anacardos

Pepino bien crujiente, salmón ahumado y un queso cremoso de anacardos se unen en esta receta. Estos deliciosos bocados son el refrigerio perfecto, en especial teniendo en cuenta que se comen fríos.

Ingredientes (para 4 porciones)

Para los bocados:

- 1 libra de salmón ahumado
- 1 pepino mediano
- 2 cucharadas de cebollines largos frescos
- Queso de anacardos

Para el queso de anacardos:

- 1 y ½ tazas de anacardos crudos
- ¼ taza de agua
- Jugo de 1 limón
- 1 diente de ajo
- ¼ cucharadita de sal

Preparación

Preparar el queso de anacardo primero. Colocar los anacardos en un bol y cubrir con agua, usar una cantidad mayor si es necesario. Dejar reposar por 3-4 horas. Escurrir los anacardos y llevar a un procesador de alimentos.

Agregar el resto de los ingredientes para el queso de anacardos en el procesador, y procesar hasta obtener una mezcla contextura suave y cremosa. Se puede añadir más agua si es necesario para tener una textura más suelta, dependiendo de la consistencia deseada.

Cortar el pepino en rodajas con un grosor de ¼ pulgada. Agregar un poco del queso de anacardo y una cucharada de salmón a cada bocado. Colocar en una bandeja y decorar por arriba con el cebollín largo antes de servir.

Paletas Simples de Sandía

Este es el mejor refrigerio para un día de verano. La menta fresca de esta receta lo hace incluso más refrescante y le da un sabor que contrasta con la sandía.

Ingredientes (para 2 porciones)

- 4 tazas de sandía sin semillas cortada en cubos
- 1 taza de agua
- Jugo de 1 limón
- ½ melón cantalupo mediano cortado en cubos
- 3 cucharadas de menta fresca

Preparación

Llevar el melón y la sandía a un procesador de alimentos y procesar hasta obtener un batido suave. Llevar la mezcla a una sartén honda a fuego medio y luego cocinar a fuego lento por 15 minutos.

Cuando la mezcla de sandía esté casi lista, colocar la menta en otra sartén y cubrir con agua. Hervir y luego dejar reposar por 3 minutos. Colar las hojas de menta y añadir el agua de menta a la sandía. Retirar la mezcla del fuego y añadir el jugo de limón.

La mezcla está lista para llevar al congelador. Puedes usar tazas de papel, una cubitera o moldes para paletas. Si usas una taza de papel o la cubitera, dejar que la mezcla tome firmeza por una hora antes de introducir la paleta. Congelar completamente por 4 horas antes de servir.

Brownies de Batata con Glaseado de Chocolate

Es probable que no esperarás encontrar un postre de este tipo en la dieta paleo. Se trata de una receta deliciosa con bastante sabor a chocolate. Aunque las batatas le dan a los brownies su textura esponjosa y húmeda, es imposible encontrar su sabor en esta receta.

Ingredientes (para 12 porciones)

Para el brownie:

- 1 batata grande pelada y horneada
- 1 taza de cacao en polvo sin azúcar
- 2 cucharadas de harina de coco
- 2 huevos
- ½ taza de aceite de coco derretido
- ½ taza de miel cruda
- 1 cucharada de polvo de hornear
- 1 cucharada de extracto de vainilla
- ½ cucharadita de bicarbonato de sodio

Para el glaseado:

- 1 taza de chispas de chocolate oscuro
- 1/3 taza de aceite de coco
- 1 cucharada de extracto de vainilla

Preparación

Precalentar el horno a 350 F. Hacer la batata puré y mezclar en un bol grande con el aceite de coco, huevos, miel y vainilla. En otro bol, agregar la harina de coco, el cacao en polvo, el bicarbonato y el polvo de hornear y mezclar bien. Agregar los ingredientes secos al bol con la mezcla de batata.

Reservar la mezcla. Cubrir el interior de un molde 8x8 con papel vegetal. Verter la mezcla de manera uniforme y llevar al horno por 25-30 minutos. El brownie estará listo cuando se pueda pinchar con un palillo y este salga limpio. No cocinar demasiado o los brownies no estarán húmedos.

Cuando los brownies estén el horno, se puede comenzar a preparar el glaseado. En una sartén al fuego, agregar el aceite de coco y las chispas de chocolate. Mezclar a fuego muy bajo hasta que se derrita. Añadir la vainilla y revolver. Retirar la sartén del fuego y colocar el glaseado dentro del refrigerador. Dejar que se enfríe completamente antes de continuar.

Sacar el glaseado y batir con un batidor de mano hasta que tenga una textura esponjosa. Cuando los brownies estén listos, dejarlos enfriar antes de cubrir con el glaseado y servir.

Mezcla Paleo de Frutos Secos

El *trail mix*, o mezcla de frutos secos, es un refrigerio excelente y saludable, que casi no necesita preparación, no necesita refrigerarse y puede disfrutarse en cualquier momento. Puedes usar esta receta o alterarla un poco para agregar tus frutos favoritos.

Ingredientes (para 12 porciones)

- 2 tazas de semillas de calabaza cruda sin sal
- 2 tazas de semillas de girasol horneadas sin sal
- 1 taza de almendras fileteadas horneadas sin sal
- ¾ taza de hojuelas de coco secas y tostadas
- ¾ taza piña deshidratada picada en cubos

Preparación

Agregar todo los ingredientes a un bol grande y agitar para combinarlos bien. Almacenar en un recipiente hermético, ¡y a disfrutar!

Bocados de 'Helado'

Estos bocados de 'helado' cubiertos de chocolate seguro calmarán tus antojos. La mejor parte es que la receta solo incluye ingredientes de la dieta paleo, por lo que no tienes que sentirte culpable por comer más de uno.

Ingredientes (para 6 porciones)

- 3 bananas medianas cortadas en piezas de 1 pulgada y previamente congeladas
- 7 oz. de chocolate negro con 80% de cacao picado finamente
- ¼ taza de aceite de coco
- 3 cucharadas de almendras tostadas y picadas
- 1 cucharadita de extracto de vainilla
- 1/8 cucharadita de sal

Preparación

Agregar las bananas congeladas y el extracto de vainilla a un procesador de alimentos y procesar hasta obtener una mezcla suave y cremosa. Llevar este helado a un recipiente hermético y congelar por 2-3 horas hasta que se solidifique.

Usar una cuchara corriente o una cuchara de helados pequeña para formar pequeñas bolas de helado. Formar 24 bolas de helado para tener una porción de 4 por persona al momento de servir. Forrar una bandeja con papel vegetal y colocar sobre ella las bolas de helado. Cuando se hayan formado las bolas, llevar de nuevo al congelador para que no se derritan mientras se prepara el chocolate.

Derretir el chocolate junto al aceite de coco en baño maría. Otra opción es utilizar el microondas por 20-30 segundos hasta que el chocolate esté suave. Usar un pincho o un tenedor para bañar cada bola en la mezcla de chocolate. Cubrir unas almendras tostadas y regresar a la bandeja. Dejar reposar por 10-15 minutos en el congelador (o hasta que el chocolate esté firme) antes de servir.

Bocados de Batata, Tocino y Tomate

El tocino crujiente y salado acompañado de tomates jugosos y batata tierna para lograr una combinación de sabores. Estos bocados son excelentes fríos o calientes, así que prepara algunos con antelación y llévalos al refrigerado para cuando sientas hambre.

Ingredientes (para 6 porciones)

- 2 batatas medianas
- 2 tazas de tomates uva picados en cuartos
- 6 rebanadas de tocino picados y cocinados en una sartén hasta crujir
- ¼ taza de perejil fresco picado
- 2 cucharadas de aceite de oliva
- ¼ cucharadita de sal
- 1/8 cucharadita de pimienta

Preparación

Calentar el asador a temperatura alta y colocar papel vegetal sobre una bandeja para hornear. Cortar las batatas en rodajas con un grosor de 1/8 de pulgada. Cubrir con la mitad del aceite de oliva y agregar sal. Llevar al asador hasta que estén ligeramente carbonizadas por fuera y suaves por dentro.

Mientras se cocinan las batatas, agregar el resto del aceite de oliva al tocino crujiente, tomates y el perejil, y agitar para combinar los ingredientes. Colocar una cucharada de esta mezcla sobre las batatas y sazonar con pimienta antes de servir.

Crisp de Ruibarbo y Fresa

Este postre dulce y ácido nos recuerda a todo el sabor de una tarta de fresa y ruibarbo, pero libre de azúcar procesada. En su lugar, se utiliza miel natural y azúcar de dátiles como endulzantes y para crisp (o el crumble) es una versión sin gluten.

Ingredientes (para 4 porciones)

- 2 tazas de fresas frescas limpias y cortadas en rodajas
- ½ libra de ruibarbos pelados y cortados en cubos
- ¾ taza de almendras picadas finamente o molidas en trozos gruesos
- ¾ taza de aceite de coco
- ½ taza de puré de manzana sin azúcar
- ½ taza de azúcar de coco
- ½ taza de almidón o harina de tapioca
- ¼ taza de miel cruda
- ¼ taza de azúcar de dátiles
- 1/8 taza de harina de coco

Preparación

Precalentar el horno a 400 F. En un bol, mezclar las fresas y el ruibarbo con la miel cruda, el azúcar de dátiles y la harina de almendras. Revolver bien para combinar. Engrasar un molde 9x9 con aceite y esparcir la mezcla preparada. Reservar.

En un bol mediano, mezclar las 2 harinas con el azúcar de coco, las almendras, el azúcar de coco, el puré de manzana y el aceite de coco. Revolver bien los ingredientes hasta que se distribuyan completamente. Verter sobre el moldee con las fresas y el ruibarbo. Hornear por 35-40 minutos hasta que las fresas y los ruibarbos se hayan ablandado y la parte de arriba empiece a dorarse.

Para servir, puedes decorar por encima con crema batida de coco (la receta está más adelante). También se puede decorar con rodajas frescas de fresas y ruibarbos.

Crema Batida de Coco

Teniendo en cuenta que la crema batida tradicional está llena de azúcar y lácteos procesados, es normal asumir que este tipo de comidas está fuera de la dieta paleo. Cuando elijas la leche de coco para esta receta, asegúrate de que sea entera. Debes poder separar el líquido de los aceites grasos del coco.

Ingredientes (para 4 porciones)

- 1 lata de leche de coco entera (refrigerada toda la noche con la lata al revés)
- 1/8 cucharadita de canela o nuez moscada (opcional)
- 1/8 cucharadita de extracto de vainilla (opcional)

Preparación

Si la leche de coco se refrigero al revés, entonces es más fácil separar los aceites grasos que se acumulan arriba. Retirar los aceites y reservar el líquido para otra receta o simplemente desecharlo. Llevar el aceite solidificado a un bol mediano y batir con un batidor de mano o uno eléctrico hasta que se formen picos suaves sobre la mezcla. Agregar la vainilla y la canela si deseas usarlas, y batir hasta que la crema batida de coco alcance la consistencia deseada.

Macarrones de Almendra

Esta deliciosa y mantecosa receta simplemente se derrite en tu boca. Esta receta con ingredientes de la dieta paleo tiene mucho sabor a almendras y puede satisfacer tus ansias por comer algo dulce.

Ingredientes (para 6 porciones)

- 1 y ¼ tazas de almendras
- 2 claras de huevo batidas
- ¼ taza de miel cruda
- 1 cucharadita de jugo de limón
- 1 cucharadita de cáscara de limón
- 1/8 cucharadita de canela

Preparación

Precalentar el horno a 250 F. Procesar las almendras en un procesador de alimentos para obtener trozos grandes, con cuidado de no procesar demasiado y terminar con una pasta. Reservar las almendras.

En un bol mediano, agregar la cáscara de limón y la canela. Mezclar bien. Agregar las claras de huevo batidas, el jugo de limón y la miel. Batir hasta que todos los ingredientes estén incorporados. Agregar los trozos de almendra al bol y mezclar bien.

Cubrir una bandeja para hornear con papel vegetal. Usar una cuchara pequeña para crear formar pequeñas masas con la mezcla. Cuando se acabe la masa, llevar al horno por 30 minutos. Usar una espátula para retirar los macarrones del papel fácilmente cuando sigan ligeramente calientes.

Pudín de Semillas de Chía con Coco y nueces Pecanas

Este postre es fácil de preparar, y es tan rápido que podría ser una receta para el desayuno. Puede comerse 2 horas después de prepararse, pero es mejor refrigerarlo toda la noche para que las semillas de chía estén mucho más suaves.

Ingredientes (para 4 porciones)

- 2/3 taza de semillas de chía
- 3 tazas de leche de coco entera
- 1/3 taza de coco rallado sin azúcar
- 1/3 taza de nueces pecanas picadas
- 1 cucharadita de miel cruda
- 1 cucharadita de extracto de vainilla

Preparación

Colocar las semillas de chía en un recipiente hermético o en un tarro de cristal y mezclar con leche de coco, miel y vainilla. Después de revolver bien, sellar y llevar al refrigerador por al menos2 horas. Antes de servir, mezclar el coco rallado y las nueces pecanas dentro del pudín. Decorar con un poco más de coco y nueces.

Conclusión

¡Gracias nuevamente por descargar este libro!

Espero que con este libro puedas lograr algunas de tus metas para mejorar tu salud por medio de la dieta paleolítica. Ya sea que busques adelgazar o solo mejorar tu salud en general, las recetas y pautas presentadas en este libro pueden realmente ayudarte.

El siguiente paso es limpiar tu casa de toda esa comida chatarra y reemplazarla con algunos de los alimentos integrales y ricos en nutrientes para comenzar a preparar las recetas de la dieta paleo encontradas en este libro. Ya tienes el conocimiento, ¡el resto depende de ti!

Dieta Mediterránea

Guía Paso a Paso y Recetas Comprobadas Para Comer Mejor y Adelgazar

Introducción

Quiero agradecerte y felicitarte por haber adquirido el libro, "*Dieta Mediterránea – Guía Paso a Paso y Recetas Comprobadas Para Comer Mejor y Adelgazar*".

Este libro contiene pasos comprobados y estrategias para seguir la dieta mediterránea de forma correcta, no solo para adelgazar con los resultados efectivos sino también para mejorar la salud.

La dieta mediterránea es, sin duda, la más saludable en el mundo. Es también una de las más antiguas y, como tal, tiene una larga historia que demuestra su efectividad. En este libro explicaré los principios de la dieta mediterránea en términos simples y fáciles de entender, además de consejos sobre cómo seguir la dieta correctamente y qué debes evitar. También puedes encontrar una lista concisa y fácil sobre los alimentos que puedes y no puedes comer. Para finalizar, se enumeran una gran cantidad de recetas deliciosas que puedes probar, ¡te prometo que cuando lo hagas, no vas a querer volver a tu antigua forma de comer! Desde increíbles desayunos, pasando por una selección de sopas, ensaladas y platos principales, hasta unos deliciosos postres e incluso algunos refrigerios fáciles de preparar.

Gracias nuevamente por comprar este libro, ¡y espero que lo disfrutes!

Tabla de Contenido

Capítulo 1: ¿Cómo Puede Beneficiarte la Dieta Mediterránea?

Muchas personas creen que platos como la lasaña, los gyros, la pizza, las costillas de cordero y las rebanadas de pan blanco son todo los que representa la dieta mediterránea, y quizás es debido a que solo se limitan a comer esto cuando visitan un país mediterráneo. Por lo general, pensamos que la dieta mediterránea se trata de almuerzos largos con muchas copas de vino y varios platos fuertes, y así fue en sus inicios. Sin embargo, ha habido un cambio enorme en los últimos 50 años; los platos mediterráneos han sido invadidos por ingredientes repletos de grasa y calorías poco saludables, haciendo a un lado las comidas tradicionales de la región. Una dieta que solía verse como una forma muy saludable y económica de alimentarse, ahora está estrictamente asociada con una variedad de enfermedades diferentes: obesidad, enfermedades del corazón, trastornos del estado de ánimo, diabetes, y muchas más. Y eso sin mencionar el hecho de que lo que solía ser una forma saludable de comer ahora no lo es, y está cargada de platos con mucha grasa, al menos en cuanto a la oferta gastronómica para turistas. En cambio, para las personas que viven en el mediterráneo, las cosas son diferentes.

Cuando terminó la Segunda Guerra Mundial, Ancel Keys, fisiólogo de la Clínica Mayo, estudió las dietas de alrededor de 13.000 hombres. Todos ellos eran de mediana edad y vivían en Estados Unidos, Italia, Japón, Grecia, Finlandia, los Países Bajos, y Yugoslavia. Los resultados de su estudio fueron una toda revelación: los estadounidenses, aunque estaban bien alimentados, mostraron tasas de enfermedades cardiovasculares mucho más altas que cualquier otro país que se había visto afectado por la ausencia de alimentos, que solo contaban raciones debido a la guerra. Las personas más pobres en el estudio de Keys eran aquellos que vivían en la isla griega de Creta y ellos tenían, sin lugar a dudas, la mejor salud cardíaca de todos los grupos estudiados. Esto se explicaba por el trabajo físico que ejercieron durante esa época más su pirámide alimenticia, algo bastante único en comparación con el resto del mundo.

La pirámide alimenticia de la dieta Mediterránea se basa en las tradiciones dietéticas de la década de 1960 en Grecia, Creta, y el sur de Italia. Esta fue una época en la cual las enfermedades crónicas estaban en su nivel más bajo en estos países, y la esperanza de vida era mucho más alta que en cualquier parte del mundo a pesar de tener un acceso muy limitado a los servicios médicos. Su dieta consistía en comida fresca y de producción local, pero no era solo eso: los mediterráneos hacían ejercicio todos los días, compartían sus comidas con los demás y sabían valorar el placer de poder comer los alimentos que tenían.

8 Beneficios de una Dieta Mediterránea

La dieta mediterránea tiene muchos beneficios, sobre todo las deliciosas comidas y el vino que puedes disfrutar a diario. Estos son los 8 principales beneficios de la dieta:

1. Bajo Contenido de Azúcar y Pocos Alimentos Procesados

La dieta mediterránea consiste principalmente en alimentos e ingredientes naturales, como legumbres, aceite de oliva, verduras, frutas, cereales no refinados, y pequeñas cantidades de productos de origen animal (comúnmente de producción local y orgánica). A diferencia de la dieta occidental corriente, tiene poca azúcar y prácticamente libre de OMG (organismos modificados genéticamente) u otros ingredientes artificiales, como el JMAF (jarabe de maíz alto en fructosa). Si tienes un paladar dulce, debes saber que la dieta mediterránea incluye muchas frutas y postres caseros que usan miel para obtener dulzura natural.

Aparte de los vegetales, la dieta también tiene otro alimento básico: pescado fresco local y pequeñas cantidades de quesos y yogures hechos con leche de oveja, vaca o cabra. Estos son una forma excelente y saludable de obtener las grasas y el colesterol saludable que necesitas en tu dieta. Las sardinas, anchoas y otros pescados similares son también fundamentales en esta dieta, y se consumen más que otras carnes. Aunque los mediterráneos no son vegetarianos, su dieta consiste en pequeñas cantidades de carnes y otros alimentos más pesados, prefiriendo siempre las más ligeras y saludables que incluyen pescado. Esto es muy beneficioso para aquellos quienes buscan adelgazar y mejorar su salud en cuanto al corazón, el colesterol, y su ingesta de omega-3.

2. Adelgazar Saludablemente

La dieta mediterránea facilita la pérdida de peso de forma saludable sin dejarte hambriento, y además te ayuda a mantener tu nuevo peso de una manera realista y sostenible por el resto de tu vida. La dieta mediterránea ha sido muy exitosa en todo el mundo para las personas que buscan adelgazar ya que ayuda a reducir la ingesta de grasa de una manera natural y fácil, gracias a la cantidad de alimentos ricos en nutrientes incluidos en ella.

Sin embargo, la dieta mediterránea no es estricta y permite ciertas interpretaciones. Algunas personas prefieren eliminar su ingesta de carbohidratos, proteínas o un balance de ambas, y eso es algo que se puede hacer con esta dieta ya que se enfoca en consumir una buena cantidad de grasa saludable, mientras se mantienen bajos los niveles de carbohidratos y se aumenta la ingesta de proteínas saludables. Si prefieres comer más carnes que legumbres, esto es algo que se puede lograr con esta dieta, y así se puede adelgazar sin ninguna sensación de carencia al comer más pescados y mariscos y bastantes productos lácteos de alta calidad. Esto también brinda otros beneficios, gracias a la ingesta de probióticos y omega-3.

Las carnes de pastura, los productos lácteos, y el pescado fresco local contienen una buena cantidad de ácidos grasos que son esenciales para el funcionamiento del cuerpo humano. Ayudan a estar saciado por más tiempo, mantener bajos los niveles de azúcar en la sangre, y mejorar la energía y el estado de ánimo. Si prefieres más una dieta basada en plantas y verduras, puedes obtener los mismos resultados con las legumbres y los granos integrales saludables, en especial aquellos granos remojados y germinados.

3. Mejora la Salud de Tu Corazón

La investigación ha demostrado que aquellos que siguen adecuadamente la dieta mediterránea consumen una gran cantidad de alimentos con omega-3 y grasas monoinsaturadas, tienen una tasa de mortalidad mucho más baja por enfermedad cardíaca. Se ha demostrado que una dieta rica en ALA (ácido alfa-linolénico, encontrado en productos como el aceite de oliva), tal como la dieta mediterránea, tiene niveles de protección muy altos y puede reducir el riesgo de muerte por ataques al corazón hasta en un 30% y el riesgo de muerte súbita cardíaca hasta en un 45%.

La investigación realizada en la Escuela de Medicina de Warwick sobre la presión arterial demostró que cuando se compararon los niveles entre los que comieron una dieta alta en aceite de oliva virgen extra, y aquellos que consumieron más aceite de girasol, los que tuvieron una dieta con aceite de oliva presentaron una presión arterial mucho menor. Esto se debe a que el aceite de oliva aumenta la biodisponibilidad de óxido nítrico y mantiene tus arterias más limpias y dilatadas.

4. Ayuda a Combatir Algunos Tipos de Cáncer

El European Journal of Cancer Prevention (Revista Europea de Prevención del Cáncer) afirma que "los mecanismos biológicos para la prevención del cáncer asociados con la dieta mediterránea se han relacionado con el efecto positivo de una índice equilibrado de ácidos grasos esenciales como omega-6 y omega-3, y altas cantidades de fibra, antioxidantes y polifenoles encontrados en frutas, verduras, aceite de oliva y vino".

En términos generales, los alimentos vegetales (en particular las frutas y verduras) son la base de la dieta mediterránea, y son estos alimentos los que ayudan a combatir el cáncer prácticamente en todas las formas. Esto se debe a que están llenos de antioxidantes, protegen tu ADN de daños, previenen la mutación de las células y reducen la inflamación, así como ralentizan el crecimiento de los tumores. Muchos estudios afirman que el consumo de aceite de oliva es un tratamiento natural para el cáncer y para disminuir el riesgo de cáncer de intestino y de colon. Podría ser que tenga un efecto protector sobre el desarrollo de las células cancerosas debido a su propensión a reducir la inflamación y reducir el estrés oxidativo. También ayuda a promover un peso saludable y un mejor equilibrio de azúcar en la sangre.

5. Puede Prevenir o Ayudar con la Diabetes

Existen evidencias que sugieren que la dieta mediterránea ayuda a combatir las enfermedades inflamatorias, incluyendo la diabetes tipo 2 y el síndrome metabólico. La razón principal por la cual la dieta mediterránea es excelente para prevenir estas enfermedades es porque controla la producción de insulina. La insulina es una hormona que controla el azúcar en la sangre, y en muchas dietas, este factor es el responsable del aumento de peso y la lucha por adelgazar, sin importar cuántas dietas diferentes probemos.

Al controlar los niveles de azúcar en la sangre mediante un equilibrio adecuado de alimentos integrales y saludables, el cuerpo puede quemar mejor la grasa y conseguir más energía. Una dieta baja en azúcar pero alta en alimentos frescos y grasas saludables es una cura natural para la diabetes. La Asociación Estadounidense del Corazón asegura que la dieta mediterránea es en realidad más alta en grasa que una dieta estadounidense normal, pero es más baja en niveles de grasas saturadas. La dieta, por lo general, tiene un índice aproximado de 40% de carbohidratos complejos, 30-40% de grasas saludables, y 20-30% de proteínas de alta calidad. Este es el equilibrio ideal para mantenerse saciado y controlar el peso, además de permitir al cuerpo controlar la homeostasis, lo que normaliza los niveles de insulina.

El azúcar en esta dieta se obtiene principalmente del vino, frutas, y los postres tradicionales. La mayoría de las personas bajo esta dieta tienden a beber agua, café, y vino tinto, en lugar de los populares refrescos y bebidas gaseosas que se consumen en todo el mundo occidental. Algunas versiones de la dieta mediterránea contienen carbohidratos en forma de pasta y pan, pero los niveles de actividad y el bajo consumo en azúcar también hacen que la resistencia a la insulina sea una condición rara, lo que controla los bajos y altos niveles de azúcar en la sangre que contribuyen a la diabetes.

La mayoría de las personas en el mediterráneo comen un desayuno equilibrado en un período de dos horas después de despertar. Esto ayuda a equilibrar su nivel de azúcar en la sangre cuando está en su punto más bajo. Tienen tres comidas completas al día llenas de fibra y grasas saludables, y su comida más abundante se realiza al mediodía, en lugar de hacerlo por la noche. Por el contrario, la dieta estadounidense corriente está compuesta por un desayuno pequeño o inexistente, refrigerios durante todo el día lleno de alimentos con muchos carbohidratos y azúcar, y comidas abundantes por la noche cuando no están activos.

6. Ayuda a Mejorar el Estado de Ánimo y la Función Cognitiva

Los estudios demuestran que la dieta mediterránea puede ayudar a tratar enfermedades como el Parkinson, el Alzheimer y la demencia, y también puede retrasar la aparición de estas enfermedades. Las enfermedades a nivel cognitivo ocurren cuando hay niveles insuficientes de dopamina en el cerebro (este es un químico importante para el movimiento apropiado del cuerpo, para el pensamiento y la regulación de los estados de ánimos).

Las grasas saludables, como las encontradas en las nueces y el aceite de oliva, además de las propiedades antiinflamatorias que brindan las frutas y verduras, son bien conocidas por ayudar a combatir los trastornos cognitivos relacionados con la edad. Ayudan a contrarrestar los efectos nocivos de la exposición a los radicales libres y la toxicidad, las alergias alimentarias y la inflamación, todo lo cual contribuye a un deterioro en la función cerebral. Los estudios demuestran que las personas que siguen una dieta mediterránea muestran índices más bajos de Alzheimer que con cualquier otra dieta. Agregar probióticos, como los que se encuentran en el kéfir y el yogur, también ayudan a promover un estómago sano que, como sabemos, es vital para mejorar el estado de ánimo y los trastornos de la memoria.

7. **Puede Ayudar a Mejorar la Esperanza de Vida**

Se ha demostrado que las dietas ricas en alimentos frescos basados en plantas y grasas saludables son la mejor combinación para la longevidad. La principal fuente de grasa en la dieta mediterránea es la grasa monoinsaturada, y se encuentra en las nueces y el aceite de oliva. A lo largo de los años, las investigaciones han demostrado que este es el mejor tipo de grasa para reducir el riesgo de enfermedad cardíaca, depresión, cáncer, enfermedad de Alzheimer, deterioro cognitivo, enfermedades inflamatorias y mucho más. Estas enfermedades son las principales causas de muerte en las naciones desarrolladas.

El estudio "Lyon Diet Heart Study" se enfocó en aquellos que habían sufrido ataques cardíacos entre los años 1988 y 1992. Se pidió a los participantes del estudio que siguieran una dieta de tipo mediterráneo o siguieran una dieta estándar después de haber sufrido un ataque cardíaco, lo que reducía significativamente las grasas saturadas. Después de 4 años, los resultados mostraron que aquellos que siguieron la dieta mediterránea tenían un 70% menos de enfermedades cardíacas, tres veces la reducción del riesgo que se logra con tratamientos de estatinas, cuya función es reducir el colesterol. También mostraron un 45% menos de riesgo de muerte por cualquier causa que aquellos en la dieta estándar después del ataque cardíaco.

Una de las cosas que más llamó la atención de estos los resultados fue que hubo pocos cambios en los niveles de colesterol, lo que demuestra que, al contrario de lo que nos dicen, la enfermedad cardíaca está relacionada con más que solo el colesterol alto.

8. Te Ayuda a Relajarte

Por último, la dieta mediterránea beneficia a las personas al ayudar a conciliar mejor el sueño, pasar más tiempo en la naturaleza y conectarse con otras personas a través de una comida casera buena y saludable. Todas estas son excelentes maneras de reducir los niveles de estrés, lo que, a su vez, reduce la inflamación. En general, las personas en el mediterráneo tienden a pasar más tiempo afuera y disfrutan de sus comidas con familiares y amigos en un entorno relajado. También dedican tiempo para sus pasatiempos, bailar, reír, pasear por el jardín, y divertirse en todos los aspectos.

Capítulo 2: Los Diez Mandamientos de la Dieta Mediterránea

Si bien ya sabemos cuáles son los beneficios de la dieta Mediterránea, seguir adecuadamente la dieta mediterránea no es tan simple como crees, y no se parece en nada a lo que muchos libros de cocina explican. Sí, hay muchas recetas que se presentan como recetas tradicionales mediterráneas, pero según las investigaciones, quizás no sean las mejores para nuestro cuerpo. En muchos casos, estos son platos que se disfrazan como la comida que creemos que es mediterránea.

La razón principal de esto es porque muchos libros de cocina parecen centrarse en postres y comidas festivas de regiones en particular. Por lo general, pensamos en comidas como el souvlaki de Viros, y otros platos con carnes, pero la verdadera dieta mediterránea, la que se hizo famosa en la década de 1960, está basada más en vegetales. Se le conocía como "la dieta del pobre" porque no se consumía mucha carne. Se incluyó más pescado porque era más accesible pero la dieta principal eran las legumbres y los alimentos vegetales, fuentes saludables de proteínas.

Se servían muchas cazuelas y estofados que contenían poca carne, pero muchas verduras como guisantes, alcachofas, zanahorias, y calabacines, y siempre acompañadas de una ensalada. En promedio, una persona consumiría medio kilo de frutas y verduras a diario.

Para que tengas una idea de lo que realmente implica la dieta, la Dra. Catherine Itsopoulos, dietista acreditada, ha presentado 10 mandamientos:

- Intentar consumir alrededor de 60ml de aceite de olive al día, usándolo como tu principal fuente de grasa añadida.
- Comer verduras con cada comida, consumiendo alrededor de 100g de tomate, 100g de verduras de hoja verde y 200g de otras verduras al día.
- Comer al menos dos comidas que contengan 250g de legumbres por semana.
- Comer dos porciones de pescado por semana como mínimo. Cada porción debe ser de 150 a 200 gramos y debe incluir pescado con alta cantidad de grasa, como salmón, mero, sardinas, caballa, y el escolar. El atún enlatado no contiene niveles tan altos de omega-3 como el filete de atún, pero sigue siendo una buena opción.
- Comer carne como cordero, ternera, cerdo, y pollo no más de un par de veces por semana y consumir porciones pequeñas, acompañadas de mucha verdura.
- Comer fruta fresca todos los días y comer nueces y frutos secos como postre o refrigerio.
- Consumir alrededor de 200g de yogur todos los días y alrededor de 30-40g de queso a diario.
- Asegurarse de incluir cereales integrales y pan con las comidas. Tratar de consumir 3 ó 4 rebanadas de pan integral al día.
- Beber vino tinto con moderación: una copa estándar todos los días, aproximadamente de 100 ml. Solo beber con las comidas y nunca en exceso. Tratar de no consumir ninguna bebida alcohólica al menos dos días de la semana.

- Los dulces y bebidas azucaradas solo deben consumirse en ocasiones especiales y siempre con moderación.

Capítulo 3: Acabando con los Mitos de la Dieta Mediterránea

La dieta mediterránea tiene muchos beneficios e indudablemente ya has escuchado muchas cosas al respecto. No todo lo que lees o escuchas es necesariamente cierto, en particular aquellas afirmaciones de que puedes comer grandes cantidades de comida de todo tipo y beber enormes cantidades de vino tinto. Este capítulo está dedicado a desmentir algunos de esos mitos que puedes haber escuchado sobre la dieta mediterránea.

1. **Todos los que viven en el Mediterráneo están sanos**

La región mediterránea cubre una gran cantidad de tierras y costas, incluyendo Grecia, Turquía, Marruecos, Italia, Francia, incluso partes del Norte de África, y por supuesto, no todas las regiones siguen los mismos hábitos alimenticios. Por ejemplo, en el norte de Italia usan más mantequilla y manteca en su gastronomía, consumiendo grandes cantidades de grasas saturadas, mientras que en el sur de Italia, tienden a usar más el aceite de oliva. La base de la dieta mediterránea para la salud está inspirada en Grecia, Creta, Marruecos, el sur de Italia, y España.

2. **Puedes comer grandes cantidades de queso**

Demasiado queso no hace más que acumular kilos, llenarse de calorías y grasas saturadas. Mientras que el consumo de queso es una práctica mediterránea, siempre se hace con moderación y las personas suelen buscar quesos más fuertes, como el queso de cabra o el queso feta. Esto puede darle sabor a tus comidas sin comer una gran cantidad de queso.

3. **Beber grandes cantidades de vino tinto es bueno para el corazón**

Aunque el vino tinto tiene beneficios para la salud, y en especial para el corazón, la moderación es la clave de todo. Si bebes normalmente más de un par de copas de vino, en realidad puede dañar tu corazón. Una copa al día con una comida es la cantidad recomendada para la salud del corazón.

4. **Está bien comer grandes porciones de pasta con pan**

Las personas piensan en la cocina italiana, y particularmente en la pasta, cuando se habla de la gastronomía del Mediterráneo. La pasta necesita pan, de lo contrario no hay nada para remojar la salsa. Sí, los italianos comen pasta, pero no en porciones grandes como hacen los estadounidenses. Las porciones mediterráneas son del tamaño de guarniciones, es decir, alrededor de ½ a 1 taza. Nunca se sirve como un plato en sí mismo y generalmente se acompaña de carne, ensaladas, y vegetales. También se puede comer una rebanada de pan.

5. **No necesitas hacer ejercicio con la dieta mediterránea**

Sí debes hacer ejercicio, pero tampoco tienes que unirte a un gimnasio. El estilo de vida tradicional mediterráneo implica trabajo físico y caminar, en lugar de conducir. Si tu vida no te permite pasear, salir al jardín todos los días, o caminar hacia lugares en vez de conducir, entonces necesitarás encontrar otras formas para ejercitarte todos los días.

6. **Las personas del mediterráneo pueden comer comidas enormes y nunca aumentan de peso**

Esto técnicamente no es cierto. Mientras que los mediterráneos suelen comer grandes comidas, cada una está compuesta de porciones más pequeñas, generalmente bajas en calorías, en lugar de porciones grandes. Comen muchas verduras crudas y cocidas, y pequeñas porciones de legumbres, carne, y granos. Lo que importa es los alimentos que conforman la comida, no cuán pequeña o grande es. Tampoco puedes comer lo que quieras y esperar perder peso; siempre se trata de lograr un equilibrio.

7. **La dieta mediterránea es costosa**

Si consumes legumbres, frijoles y lentejas como tu fuente principal de proteínas y mantienes una alimentación a base de cereales integrales y verduras, la dieta mediterránea resulta mucho más económica que comprar alimentos procesados y envasados.

8. **La dieta mediterránea solo se basa en comida**

Claramente, la comida es una parte muy importante de la dieta mediterránea, pero no debemos olvidar las otras cosas que conforman el estilo de vida. Cuando los mediterráneos comen, no se trata de una comida apresurada y tampoco lo hacen frente al televisor; en su lugar, comen una comida tranquila acompañados de amigos y familiares, y esto podría ser tan importante como lo que comes. Además se debe considerar el trabajo físico que hacen a diario y el hecho de que prefieren caminar cuando pueden. En palabras resumidas, se puede ver que esto no se trata solo de la comida.

9. Todos los aceites vegetales son buenos y todos son iguales

¡Si tan solo fuera así de simple! En realidad existen dos aceites vegetales básicos insaturados: el tradicional, prensado en frío, como el aceite de maní y de oliva virgen extra, que son ricos en grasas monoinsaturadas y que se elaboran sin calor ni productos químicos para extraer los aceites. Los segundos son aquellos procesados con métodos modernos, como el de girasol, maíz, soja, algodón, canola, vegetales, y cártamo. Estos son fabricados industrialmente a partir de cultivos transgénicos y usan solventes tóxicos y temperaturas altas para sacar el aceite de las semillas. Este tipo de procesamiento puede dañar el aceite y convertir los ácidos grasos saludables en grasas trans, las más peligrosas de todas. También contienen un alto nivel de omega-6, que altera el balance de omega-6 y omega-3, el cual es muy importante para la salud.

Capítulo 4: Lo Que Deberías Comer (Y Lo Que Debes Evitar)

La verdad es que no hay una forma correcta o incorrecta de hacer la dieta mediterránea, simplemente porque la región está compuesta por muchos países que comen de manera diferente. Para llevar una dieta saludable, los principios básicos son los siguientes, pero ten en cuenta que esto está sujeto a la interpretación según tus propias circunstancias, preferencias, y necesidades.

Qué Puedes Comer

Pescado y Aves de corral

Comer dos porciones por semana en lugar de carnes rojas, lo cual está limitado a no más de 16 oz. al mes.

- Pavo
- Pollo
- Camarón
- Ostras
- Salmón
- Caballa
- Calamar
- Mejillones
- Langosta
- Atún
- Tilapia
- Platija

Grasas Saludables

Consumir aceite de oliva en general y aceite de canola ocasionalmente. El aceite de oliva se puede usar como aderezo o para preparar alimentos.

Vegetales y Frutas

Consumir en abundancia

- Alcachofas
- Apio
- Berenjena
- Brócoli
- Guisantes
- Cebollas
- Pimientos
- Lechuga
- Batata
- Champiñones
- Tomates
- Manzanas
- Melones
- Toronja
- Melocotones
- Dátiles
- Fresas
- Cerezas

Lácteos

Comer cantidades bajas o moderadas de leche, queso, y yogur, pero en sus versiones bajas o sin grasa (ligeras), y de ser posible, tratar de comer productos locales derivados de leche de vaca, oveja, y cabra.

Granos

Comer solo granos enteros:

- Trigo
- Bulgur
- Arroz
- Cuscús
- Cebada
- Espelta

Bebidas

- Una copa de vino tinto al día con una comida.
- Evitar las bebidas azucaradas, zumos de frutas, tomar poco café y beber mucha agua.

Nueces

Comer con moderación e tratar de solo comer nueces que crecen en los árboles, como almendras, nueces, y la nuez pecana. Elegir nueces sin sal y no comer aquellas que hayan sido confitadas.

Claramente, la lista anterior no es exhaustiva porque hay diversos alimentos disponibles en todo el Mediterráneo. La regla general es comer muchas frutas y verduras frescas, locales y orgánicas, y consumir productos lácteos, carne o pescado, siempre eligiendo las versiones del campo en lugar de las empacadas en supermercados.

Evitar los alimentos envasados y procesados a toda costa, además de los aceites de girasol y de vegetales, la margarina, cualquier cosa con JMAF, azúcares añadidos y grasas trans. Leer las etiquetas de todos los productos empaquetados cuidadosamente antes de consumir.

¿Qué Tan Importante es el Aceite de Oliva?

La mayoría de los nutricionistas e investigadores están de acuerdo con algunos de los beneficios para la salud de la dieta gracias a las generosas cantidades de aceite de oliva que se usan en cada comida. Es probable que las aceitunas sean uno de los alimentos más antiguos, y los olivos han estado creciendo a lo largo del Mediterráneo desde el año 3.000 a. C.

El aceite de oliva es uno de los alimentos por excelencia que contiene ácidos grasos omega-3 saludables, también encontrados en las nueces y el salmón. Los beneficios para la salud del aceite de oliva están comprobados por tantas investigaciones que incluso la FDA (Administración de Medicamentos y Alimentos) ha permitido que las etiquetas de las botellas de aceite de oliva muestren una declaración de propiedades saludables. La investigación limitada, cuyos resultados no son definitivos, sugiere que consumir 2 cucharadas de aceite de oliva al día es suficiente para reducir el riesgo de enfermedades cardíacas debido a la grasa monoinsaturada que contiene. Sin embargo, para lograr esto no basta solo consumir el aceite de oliva, sino que tiene que ser utilizado para reemplazar un nivel similar de grasa saturada y no en conjunto con esas grasas.

Entonces, ¿qué contiene el aceite de oliva, el pilar de la dieta mediterránea, que lo hace tan bueno para nuestro cuerpo?

Para empezar, tiene un alto contenido de fenoles, que son antioxidantes que pueden combatir el daño causado por los radicales libres y reducir la inflamación. El aceite de oliva está compuesto principalmente por ácidos grasos monoinsaturados, siendo el más importante el ácido oleico. Se sabe que este ácido es saludable para el corazón de varias maneras, especialmente cuando se compara con grasas y aceites hidrogenados, trans o refinados.

El aceite de oliva está incluso por encima de muchos de los carbohidratos a base de granos cuando se trata de la salud del corazón. Por ejemplo, los altos niveles de grasas monoinsaturadas reducen el colesterol malo (LDL) al tiempo que aumentan el bueno (HDL) y reducen los triglicéridos mucho de manera más efectiva que una dieta alta en carbohidratos.

Una cantidad saludable de aceite de oliva para consumir a diario es 4 cucharadas al día, pero esto dependerá de tus necesidades calóricas. Lo que tienes que recordar es que hay más de un tipo de aceite de oliva y esto tendrá un efecto. Muchos fabricantes comerciales están tratando de aprovechar los beneficios del aceite de oliva produciendo aceite falso. Se tratan de malas imitaciones, realmente nocivas para la salud. Esto se debe a que no se cosechan adecuadamente ni se procesan de la manera correcta, y esto no solo acaba con sus nutrientes, sino que también convierte los ácidos grasos en tóxicos o rancios.

Para obtener los aceites correctos, busca aquellos que están etiquetados como prensados en frío y virgen extra. El aceite de oliva es quizás el más original, en el sentido de que se puede consumir crudo, sin cocinar ni procesar. En realidad, podrías prensar un balde de aceitunas y disfrutar del aceite directamente.

Un consejo más sobre el aceite de oliva: si no estás seguro de haber comprado el producto original, llévalo al congelador. El verdadero aceite de oliva NO se congelará, así que si lo hace es una imitación. Asegúrate de comprar aceite en botellas de vidrio oscuro y de que el aceite esté hecho en la misma región donde las aceitunas fueron cosechadas.

Cómo Seguir la Dieta Mediterránea en los Restaurantes

La mayoría de las comidas en restaurantes pueden adaptarse a la dieta mediterránea:

- Ordenar mariscos o pescado como plato fuerte
- Pedir que usen aceite de oliva virgen extra para cualquier comida frita
- Solo consumir pan integral y usar aceite de oliva en lugar de mantequilla

Capítulo 5: Guía de Inicio Rápido para la Dieta Mediterránea

Hacer cambios es la parte más difícil de la dieta mediterránea, pero para ayudarte, aquí se presentan algunas pautas y sugerencias simples:

- Cambiar el aceite vegetal por aceite de oliva para saltear.
- Comer una ensalada como entrada o acompañante, comer frutas como refrigerios y consumir más vegetales.
- Olvidar la pasta refinada, el pan, y el arroz. En su lugar, elegir las versiones integrales.
- Reducir las carnes rojas sustituyendo 2 comidas a la semana con pescado.
- Comer más productos lácteos como queso, leche, y yogur. Elegir yogur natural que puede acompañarse con nueces, frutas, y miel. Consumir quesos naturales a base de leche de oveja, vaca, y cabra, producidos localmente. Aquellos de leche entera están relacionados con niveles más bajos de grasa corporal y un menor riesgo de obesidad, principalmente porque estos productos te hacen sentir saciado por más tiempo.
- Comer más vegetales. Intentar comer un plato de tomates en rodajas con aceite de oliva y queso feta. Colocar pimientos y champiñones en pizzas en lugar de pepperoni y salchichas. Comer más ensaladas, sopas caseras y vegetales crudos para incorporar más verduras a la dieta.

- Cambiar la forma en la que se ve la carne: no es una parte importante de la dieta y, cuando se coma, debe optar por las versiones alimentadas con pasto en lugar de las que se han criado industrialmente. Agregar tiras de pollo orgánico a una ensalada y un poco de carne a un plato de pasta integral.
- Nunca saltar el desayuno. Comenzar el día con cereales integrales, fruta y alimentos altos en fibra para estar saciado por más tiempo.
- Asegurarse de comer un plato de mariscos dos veces a la semana. Los mejores son los ricos en ácidos grasos omega-3, como salmón, atún, bacalao negro, arenque, sardinas, ostras, mejillones y almejas.
- Hacer una comida vegetariana una vez a la semana. Preparar la comida con vegetales, granos integrales y frijoles. Cuando tu cuerpo se acostumbre, aumentar a dos veces a la semana.
- Siempre usar grasas buenas en las comidas. Usar aceite de oliva virgen extra, aguacate, aceitunas, semillas de girasol, y nueces con moderación.
- Si te gustan los dulces, cambiar los pasteles y helados por fruta fresca como higos con miel, fresas, manzanas y uvas, solo productos cultivados localmente.

Mercurio en el Pescado

Todos sabemos que el pescado es excelente para la salud, pero también existen dudas sobre sus contaminantes, como la presencia del mercurio, un metal pesado tóxico. Este se encuentra en casi todos los pescados y mariscos, por lo que debes tomar las decisiones correctas y seguras al comprar pescado.

La regla general es que, cuanto más grande es el pescado, mayor es la concentración de contaminantes y mercurio. Evitar los pescados más grandes, como el carite lucio, el tiburón, el blanquillo y el pez espada.

Deberías poder consumir de manera segura alrededor de 12 onzas de mariscos cocidos a la semana, dividido en 2 porciones de 6 onzas cada una.

Si comes mariscos y pescados locales, presta atención a los avisos sobre lo que es seguro comer y lo que se debe evitar.

Si estás embarazada o amamantando, o para niños menores de 12, buscar pescado con niveles más bajos de mercurio, como atún claro enlatado, camarón, abadejo, salmón y bagre. Si comes atún albacora, ten en cuenta que tiene un nivel alto de mercurio y por lo tanto, no debes comer más de 6 onzas a la semana.

Ideas para Alimentos Alternativos

Debes comenzar lentamente, cambiando alimentos poco a poco en la dieta mediterránea. Prueba cambiando los siguientes alimentos:

En lugar de: **Prueba**
esto:
Pretzels, papas fritas, galletas con salsa Brócoli, apio,
zanahorias en salsa
ranchera
Arroz blanco y carne salteada Quinua con
verduras salteadas

Sándwiches hechos con pan blanco/rollos
Tortillas de trigo integral con rellenos saludables
Helado
Pudines hechos con leche
Tostadas para el desayuno
Yogur natural con fruta y miel

Ahora que conoces los principios básicos de la dieta mediterránea, es hora de conocer algunas recetas para que puedas ver cuán sustanciosa es esta dieta.

Capítulo 6: Desayuno

Yogur con Miel y Albaricoques

Tiempo de preparación: 5 minutos
Porciones: 6

Ingredientes:

- 1 taza de yogur griego bajo en grasa
- 2 cucharadas de miel orgánica
- ½ cucharadita de extracto de vainilla
- 9 albaricoques frescos cortados por la mitad a lo largo

Preparación:

1. Batir el yogur con la vainilla y la miel.
2. Acomodar los albaricoques en tazones y colocar la mezcla de yogur sobre la parte superior.
3. Servir de inmediato o luego de enfriar.

Tomates Rellenos Mediterráneos

Tiempo de preparación: 10 minutos
Tiempo de cocción: 5 minutos
Porciones: 1

Ingredientes:

- 2 tomates grandes
- ½ taza de crutones de ajo pre-envasados o caseros
- ¼ taza de queso de cabra desmenuzado
- ¼ taza de aceitunas kalamata deshuesadas y en rodajas
- 2 cucharadas de aderezo para ensalada italiana o vinagreta baja en grasa
- 2 cucharadas de albahaca fresca picada o tomillo

Preparación:

1. Precalentar la parrilla.
2. Rebanar los tomates por la mitad.
3. Desechar las semillas, usando los dedos para retirarlas.
4. Usar un cuchillo pequeño para remover la pulpa – deberías tener dos cáscaras.
5. Cortar la pulpa y llevarla a un bol mediano.
6. Colocar las cáscaras de tomate en una toalla de papel, colocarlas hacia abajo y dejar escurrir por 5 minutos.
7. Agregar las aceitunas, los crutones, el queso de cabra y las hierbas en el bol con la pulpa de tomate y mezclar. Agregar el aderezo y combinar bien.
8. Con una cuchara, colocar la mezcla en las cáscaras de tomate ahuecadas.
9. Colocar en una bandeja para hornear o en una bandeja para asar y llevar al horno por 5 minutos.

Deben estar a 4 ó 5 pulgadas del calor y el queso debe derretirse.

10. Servir inmediatamente.

Cuscús de desayuno

Tiempo de preparación: 20 minutos
Tiempo de cocción: 5 minutos
Porciones: 4

Ingredientes:

- 3 tazas de leche baja en grasa, al 1%
- 1 ramita de canela de aproximadamente 2 pulgadas
- 1 taza de cuscús de trigo integral crudo
- ¼ taza de pasas de Corinto
- ½ taza de albaricoques picados y secos
- 6 cucharaditas de azúcar morena
- ¼ cucharadita de sal
- 4 cucharaditas de mantequilla derretida

Preparación:

1. Colocar la leche en una sartén grande y caliente con la canela durante 3 minutos a fuego medio alto. No dejar que hierva, solo hasta que las burbujas comiencen a formarse en los bordes.
2. Retirar la leche del fuego y añadir el cuscús, la fruta, la sal y 4 cucharaditas de azúcar. Mezclar bien y cubrir; dejar reposar por 15 minutos
3. Sacar la ramita de canela y verter la mezcla en 4 tazones.
4. Completar con 1 cucharadita de mantequilla derretida y ½ cucharadita de azúcar. Servir inmediatamente.

Yogur Griego con Miel, Avena y Bayas Mixtas

Tiempo de preparación: 5 minutos
Porciones: 1

Ingredientes:

- ¼ taza de yogur griego entero
- ¼ taza de bayas mixtas frescas o congeladas
- ¼ taza de avena
- Un pequeño puñado de nueces frescas
- Miel

Preparación:

1. Colocar las bayas en un bol. Si están congeladas, llevarlas al microondas por 30 segundos.
2. Agregar el yogur, las nueces y la avena.
3. Mezclar suavemente y rociar miel por encima.
4. Servir directamente o después de enfriar.

Tostada con Aguacate

Tiempo de preparación: 5 minutos
Tiempo de cocción: 5 minutos
Porciones: 2

Ingredientes:

- 2 aguacates pequeños y maduros, pelados y deshuesados
- ¾ taza de queso feta desmenuzado
- 2 cucharadas de menta fresca picada, y un poco extra para decorar
- 4 rebanadas de pan integral de centeno
- El jugo de un limón

Preparación:

1. En un bol mediano, hacer un puré de aguacate usando un tenedor.
2. Agregar la menta y mezclar con un chorrito de jugo de limón, mezclando hasta combinar.
3. Sazonar con sal y pimienta.
4. Tostar el pan y colocar con una cuchara la mezcla de aguacate sobre el pan.
5. Completar con queso feta y servir con una guarnición de menta fresca. Para una comida más grande, agregar un poco de jamón rebanado o un huevo escalfado.

Frittata

Tiempo de preparación: 10 minutos
Tiempo de cocción: 25 minutos
Porciones: 6

Ingredientes:

- 1 taza de cebolla picada
- 2 dientes de ajo picados
- 3 cucharadas de aceite de oliva virgen extra
- 8 huevos batidos
- ¼ taza de crema ligera, leche, o mitad-y-mitad
- ½ taza de queso feta desmenuzado
- ½ taza de pimiento rojo encurtido y picado
- ½ taza de aceitunas kalamata u otras aceitunas picadas
- ¼ taza de albahaca fresca picada finamente
- 1/8 cucharadita de pimienta negra molida
- ½ taza de crutones de ajo y cebolla aplastados
- 2 cucharadas de queso parmesano rallado finamente
- Hojas de albahaca fresca para decorar

Preparación:

1. Precalentar la parrilla.
2. En una sartén de hierro o sartén para hornos, calentar el aceite y cocinar el ajo y la cebolla por 2 minutos o hasta que la cebolla esté tierna.
3. Mezclar los huevos batidos con la leche en un bol.
4. Agregar los pimientos, el queso feta, las aceitunas, la pimienta negra y la albahaca,
5. Verter la mezcla sobre las cebollas y cocinar hasta que cuaje, pasando una espátula alrededor del borde para

revolver a medida que se cocina. Esto asegura que toda la mezcla se cocine.

6. Mezclar los crutones con 1 cucharada de aceite. Agregar el queso espolvoreando sobre la frittata.
7. Llevar al horno, a 4 pulgadas del calor hasta que las migajas se hayan dorado y la parte superior esté firme.
8. Cortar en porciones y servir con hojas de albahaca fresca.

Capítulo 7: Sopas

Sopa de Pescado

Tiempo de preparación: 15 minutos
Tiempo de cocción: 30 minutos
Porciones: 4

Ingredientes:

- 1 libra de mejillones frescos
- 1 libra de almejas frescas
- 1 libra de bacalao cortado en rodajas de ½ pulgada – el rape es una opción
- 1 libra de gambas crudas o gambas con cáscaras
- 4 calamares pequeños
- 4 dientes de ajo finamente picados
- ½ litro de caldo de pescado o un cubo de caldo deshidratado de pescado
- 8 y ½ onzas de vino blanco seco
- 1 pimiento rojo pequeño asado y cortado en cubos pequeños
- Jugo de ½ limón
- 1 puñado de perejil picado
- 1 cucharadita de cúrcuma en polvo
- 1 cucharadita de harina de maíz o almidón de maíz
- Sal y pimienta para condimentar

Preparación:

1. Llevar una sartén grande al fuego y verter el vino y el caldo de pescado. Agregar los mejillones y cocinar hasta que se abran. Retirar cualquiera que no se abra.

Si no usas todos los mejillones, congelar en la mitad de la cáscara.

2. Retirar los mejillones abiertos y agregar las almejas al líquido.
3. Cocinar hasta que se abran, descartando cualquiera que no lo haga.
4. Retirar las almejas y agregar camarones o gambas al líquido, cocinando hasta que tomen un color rosado. Estos son para decorar así que no hay que cocinar muchos.
5. Retirar las gambas cocidas y reservar.
6. Remover las cáscaras del resto de los langostinos.
7. Cortar el calamar en ruedas de ½ pulgada y freír junto a las gambas en aceite de oliva con el ajo hasta que estén cocidas.
8. Colar el líquido con un colador fino y llevar nuevamente a la sartén.
9. Agregar el bacalao y cocinar a fuego medio, revolviendo hasta que esté cocido.
10. Agregar la cúrcuma, el jugo de limón, la harina de maíz y la mayor parte del perejil. Dejar cocinar a fuego lento.
11. Agregar las almejas, el camarón, y el calamar nuevamente al líquido y subir el fuego.
12. Colocar los mejillones y el primer lote de gambas en platos de sopa y verter la sopa por encima.
13. Decorar con el resto del perejil y servir caliente.

Sopa de Tomate

Tiempo de preparación: 10 minutos
Tiempo de cocción: 15 minutos
Porciones: 4

Ingredientes:
Para la sopa:

- 2 latas de tomate ciruela italianos picados (latas de 16 oz.) O use el mismo peso en tomates frescos pelados y picados
- 32 oz. de caldo de verduras
- 1 cucharadita de puré de tomate
- 1 cebolla mediana picada
- 2 dientes de ajo machacados
- 1 cucharadita de azúcar
- 1 cucharadita de albahaca seca
- Un puñado de hojas de albahaca fresca
- Jugo de ½ limón
- 4 oz. de yogur griego
- Sal y pimienta para sazonar

Para los crutones

- 12 rebanadas delgadas de pan baguette de harina integral
- Aceite de oliva
- 1 oz. de queso parmesano rallado

Preparación:

1. Saltear la cebolla en un poco de aceite de oliva caliente sin dejar que se dore.

2. Agregar el ajo, bajar el fuego y saltear por unos minutos.
3. Agregar la albahaca, el tomate, el azúcar y el caldo de verduras. Dejar hervir.
4. Mientras se cocina, rociar aceite de oliva sobre el pan y colocar el queso parmesano rallado por encima. Llevar a la parilla hasta dorar.
5. Dejar que la sopa hierva por 1-2 minutos y luego usar una licuadora de mano para licuar en la sartén.
6. Servir en tazones y decorar con los crutones y hojas de albahaca fresca.

Sopa de Batata

Tiempo de preparación: 10 minutos
Tiempo de cocción: 40 minutos
Porciones: 4-6

Preparación:

- 2 cucharadas de aceite de oliva virgen extra
- 1 cebolla grande picada
- 2 libras de batatas peladas y picadas en cubos medianos
- ½ cucharadita de comino molido
- ¼ cucharadita de chile molido
- ¼ cucharadita de canela molida
- ½ cucharadita de cilantro molido
- ¼ cucharadita de sal
- Un poco más de 2 tazas de caldo de pollo
- Nata fresca ligera para decorar
- Cilantro fresco picado o perejil fresco para decorar

Preparación:

1. Calentar el aceite de oliva a fuego alto y saltear la cebolla hasta que comience a verse transparente.
2. Bajar a fuego medio y saltear el ajo por unos minutos, revolviendo bien.
3. Agregar la batata a la sartén y saltear unos minutos.
4. Agregar las especias y la sal, mezclar bien y cocinar por 2 minutos.
5. Verter el caldo, aumentar el fuego y dejarlo hervir. Revolver una vez más y tapar la olla.
6. Bajar el fuego y cocinar a fuego lento por 2 minutos hasta que se ablande la papa.

7. Retirar la olla del fuego y usar una licuadora de mano para mezclar hasta que quede suave.
8. Si la sopa está demasiado espesa, añadir más caldo o agua.
9. Sazonar al gusto y servir en tazones.
10. Decorar con una cucharada de nata fresca haciendo remolinos en la sopa y terminar con perejil o cilantro.

Bisque de Marisco

Tiempo de preparación: 20 minutos
Tiempo de cocción: 60 minutos
Porciones: 4

Ingredientes:
Para la sopa:

- 1 libra de gambas o camarones crudos pelados y sin cabeza (reservar para el caldo)
- 8 oz. de bacalao cortado en cubos
- 1 cebolla pequeña picada
- 1 puerro picado
- 1 tallo de apio picado
- 1 zanahoria pelada y picada
- 1 diente de ajo picado
- 100 ml de crema de leche
- Aceite de oliva
- Jugo de ½ limón

Para el caldo:

1. 1 cebolla pelada y picada en cuartos
2. 1 zanahoria picada
3. 12 granos de pimienta negra
4. 1 cucharadita de semillas de hinojo
5. 1 cucharadita de cúrcuma en polvo
6. ½ botella de vino blanco, medio dulce y una cantidad igual de agua
7. Un pequeño puñado de perejil picado
8. Conchas y cabezas de gambas
9. 2 clavos de olor enteros
10. 4 dientes de ajo machacados

11. 2 hojas de laurel
12. Jugo de ½ limón

Par a los crutones

- 1 baguette de harina integral rebanado
- Aceite de oliva
- ½ cucharadita de hierbas provenzales

Preparación:

1. Pelar las gambas y reservar.
2. Colocar todos los ingredientes en una sartén grande y dejar hervir.
3. Cocinar a fuego lento por 15 minutos, aplastando de vez en cuando las cabezas de gambas y las cáscaras con una cuchara de madera.
4. Colar el caldo y descartar todos los sólidos.
5. Hervir 4 gambas en el caldo hasta que estén apenas cocidas y luego retirarlas. Reservar para decorar al final.
6. Saltear la zanahoria, la cebolla, el puerro y el apio en aceite de oliva hasta por 10 minutos o hasta que estén blandas.
7. Bajar el fuego y agregar el ajo. Cocinar por otros 5 minutos.
8. Agregar el caldo y dejar hervir.
9. Agregar el bacalao y las gambas. Cocinar por unos 3 minutos.
10. Retirar el caldo del fuego y licuar con una licuadora de mano hasta que esté suave.
11. Agregar la crema y sazonar al gusto.
12. Si va a servir de inmediato, mantener caliente; de lo contrario, dejar enfriar y refrigerar.

13. Hacer los crutones cocinando las rebanadas de pan baguette en aceite hasta que estén doradas; escurrir sobre toallas de papel y espolvorear las hierbas por encima.
14. Servir la sopa bien caliente, acompañando con las gambas por encima, una pizca de paprika ahumada y los crutones.

Sopa de Coliflor

Tiempo de preparación: 10 minutos
Tiempo de cocción: 30 minutos
Porciones: 4

Ingredientes:

- Aceite de oliva virgen extra para saltear
- 2 puerros grandes en rodajas finas
- 3 tallos de apio grande picados finamente
- 2 dientes de ajo machacados
- 1 cucharadita de comino molido
- 1 cucharadita de cúrcuma en polvo
- 1 chile pequeño molido (opcional)
- 1 libra de floretes de coliflor picados
- 1 papa mediana pelada y cortada en cubos
- 1 litro de caldo de verduras
- Sal y pimienta para sazonar

Preparación:

1. Calentar un poco el aceite y saltear el apio y el puerro hasta que estén suaves y dorados.
2. Añadir el ajo y bajar el fuego; saltear por 1-2 minutos, revolviendo constantemente.
3. Agregar la cúrcuma, el comino, y el chile. Saltear suavemente, revolviendo por 1 minuto.
4. Agregar la papa y la coliflor, verter el caldo y revolver.
5. Sazonar y dejar hervir; cubrir con una tapa y cocinar a fuego lento durante 10 minutos más o menos, hasta que la coliflor y la papa estén cocidas. Retirar del fuego.

6. Licuar con una licuadora de mano, dejando algunos trozos de vegetales enteros.
7. Sazonar al gusto y servir la sopa con crutones o sola.

Sopa de Judías Blancas

Tiempo de preparación: 20 minutos
Tiempo de cocción: 30 minutos
Porciones: 4

Ingredientes:

- 1 cucharada de aceite vegetal
- 1 cebolla picada
- 1 tallo de apio picado
- 1 diente de ajo picado
- 2 latas de judías blancas de 16 oz. cada una
- ½ litro de caldo de pollo
- ¼ cucharadita de pimienta negra molida
- 1/8 cucharadita de tomillo seco
- 2 tazas de agua
- 1 puñado fresco de espinacas lavadas y cortadas
- 1 cucharada de jugo de limón recién exprimido

Preparación:

1. Calentar el aceite en una olla grande y cocinar el apio y la cebolla de 5 a 8 minutos, o hasta que los vegetales estén blandos.
2. Agregar el ajo y cocinar por otros 30 segundos, revolviendo continuamente.
3. Lavar y escurrir los frijoles, agregar el caldo, el tomillo, la pimienta, y el agua.
4. Dejar hervir, reducir el fuego y cocinar a fuego lento por 15 minutos.
5. Sacar 2 tazas de verduras de la sopa utilizando una espumadera y reservar.

6. Licuar el resto de la sopa a baja velocidad hasta que esté suave. Licuar en tandas si es necesario.
7. Verter la sopa en la olla y agregar las verduras que se había reservado.
8. Dejar hervir, revolviendo ocasionalmente, y luego agregar la espinaca. Cocinar por un minuto hasta que la espinaca se vean marchitas.
9. Mezclar el jugo de limón, servir y decorar por encima con el queso parmesano rallado.

Capítulo 8: Ensaladas

Ensalada de Atún al Hinojo con Huevo y Aceitunas

Tiempo de preparación: 15 minutos
Tiempo de cocción: 5 – 10 minutos
Porciones: 4

Ingredientes:
Para el aderezo:

- 1 cucharadita de ralladura de limón fresco
- 1 cucharada de jugo de limón fresco
- 4 cucharaditas de aceite de oliva virgen extra
- 1 cucharadita de hojas de hinojo picadas
- ¼ cucharadita de sal
- Sal y pimienta para sazonar

Para la ensalada:

- 1 cebolla roja pequeña pelada y cortada en rodajas finas
- Vinagre de arroz de vino blanco
- 1 pimiento amarillo sin semillas, sin venas y cortado en rodajas finas
- 2 bulbos pequeños de hinojo picados finamente
- 8 rábanos, rabanitos desayuno francés si es posible
- 12 aceitunas verdes y negras
- 2 huevos duros cortados en cuartos
- 1 lata pequeña de atún en agua escurrido
- 1 cucharada de alcaparras

Preparación:

1. Para el aderezo, mezclar el jugo, la ralladura, la sal, el aceite, y la pimienta molida en un tazón; revolver con las hojas de hinojo.
2. Para la ensalada, llevar las cebollas a un bol con un poco de vinagre y dejar que se marinen. Girar de vez en cuando para que se tornen brillantes.
3. Acomodar los pimientos en un plato y colocar las rodajas de hinojo por encima.
4. Alternar entre aceitunas y rábanos alrededor del plato con el atún en el medio.
5. Esparcir el atún con las alcaparras y acomodar los huevos al borde.
6. Escurrir la cebolla y colocarla sobre la ensalada.
7. Esparcir el aderezo con una cuchara y servir.

Pinchos de Ensalada Griega

Tiempo de preparación: 20 minutos
Tiempo de cocción: 5 minutos
Porciones: 4

Ingredientes:

- 2 oz. de queso feta en cubos
- 2 cucharadas de aceite de oliva virgen extra
- ½ cucharadita de orégano seco
- 1 limón picado en 6 rodajas
- 2 rebanadas de pan italiano con 1 pulgada de espesor y cortado en 16 cubos de 1 pulgada cada uno
- 16 tomates cherry
- 1 lata de corazones de alcachofa escurrida y cortada a la mitad (lata de 14 oz.)
- ½ cebolla roja pequeña, pelada y picada en cubos de 1 pulgada
- 1 pepino pequeño en rodajas
- 20 hojas de lechuga romana (solo las hojas del interior)
- 12 aceitunas surtidas y picadas

Preparación:

1. Remojar 8 pinchos de bambú, con un largo de 8-10 pulgadas, en agua por media hora.
2. Mezclar el queso feta con el orégano y el aceite y exprimir dos de las rodajas del limón por encima. Sazonar al gusto.
3. Engrasar ligeramente la parrilla con el aceite.
4. Ensartar cada pincho de bambú alternando con pan, alcachofa, tomate, y cebolla.

5. Cubrir con un poco de aceite de oliva y llevar a la parrilla hasta que estén doradas. Voltear para que se cocinen por 4 minutos o hasta que se cocinen por completo. Retirar antes de que el tomate se cocine demasiado.
6. Acomodar la lechuga en 4 platos y completar con 2 pinchos por plato.
7. Servir la mezcla de feta entre los platos.
8. Servir el pepino y las aceitunas en cada plato y decorar con una rodaja de limón.

Ensalada de Papa al estilo Mediterráneo

Tiempo de preparación: 10 minutos
Tiempo de cocción: 35-45 minutos
Porciones: 4

Ingredientes:

- 1 cucharada de aceite de oliva virgen extra
- 1 cebolla pequeña picada en rodajas finas
- 1 diente de ajo machacado
- 1 cucharada de orégano fresco o seco
- ½ libra de tomates cherry enlatados
- ¼ libra de pimiento rojo encurtido picado en rodajas
- ¾ libra de papas frescas y cortadas a la mitad si son grandes
- 3/4 oz. de aceitunas negras en rodajas
- Un puñado de hojas de albahaca fresca

Preparación:

1. Calentar el aceite en una sartén grande y cocinar la cebolla por 5-10 minutos o hasta que esté tierna.
2. Agregar el orégano y el ajo y cocinar por otro minuto.
3. Agregar los pimientos y tomates, sazonar y cocinar a fuego lento por 10 minutos.
4. Cocinar las papas en agua hirviendo con sal por 10-15 minutos o hasta que estén blandas.
5. Escurrir y mezclar con la salsa.
6. Decorar con albahaca y aceitunas. Servir caliente.

Ensalada de Higo y Mozzarella

Tiempo de preparación: 5 minutos
Tiempo de cocción: 5 minutos
Porciones: 2

Ingredientes:

- ½ libra de judías verdes cortadas
- 6 higos frescos pequeños cortados en cuartos
- 1 chalote en rodajas finas
- 1 bola de mozzarella, aproximadamente de 4 y ½ oz., escurrida y desmenuzada en trozos
- 1 y ¾ oz. de avellanas tostadas y picadas
- Un pequeño puñado de hojas de albahaca fresca cortadas
- 3 cucharadas de vinagre balsámico
- 1 cucharada de salsa de higo o mermelada de higos
- 3 cucharadas de aceite de oliva virgen extra

Preparación:

1. Blanquear los frijoles en agua hirviendo con sal por 2-3 minutos.
2. Lavar y escurrir con agua fría y secar sobre papel de cocina.
3. Acomodar los frijoles en un plato y cubrir con chalotes, higos, avellanas, mozzarella y albahaca.
4. Colocar la mermelada de higos, el vinagre y el aceite de oliva en un recipiente pequeño con tapa, sazonar y cerrar. Agitar bien y rociar el aderezo sobre la ensalada antes de servir.

Ensalada de Queso Feta y Sandía con Pan Fresco y Crujiente

Tiempo de preparación: 70 minutos
Tiempo de cocción: 1 hora
Porciones: 4

Ingredientes:
Para la ensalada:

- ½ sandía fresca (1 y ½ kg), sin semillas, pelada y cortada en trozos
- ½ libra de queso feta cortado en cubos
- Un puñado grande de aceitunas negras deshuesadas
- Un puñado de perejil fresco de hoja plana y hojas de menta picadas
- 1 cebolla roja picada en rodajas finas
- Vinagre balsámico y aceite de oliva para servir

Para el pan crujiente:

- ½ libra de mezcla de pan blanco
- 1 cucharada de aceite de oliva súper virgen extra
- Harina simple para espolvorear
- 1 clara de huevo batida
- Semillas de hinojo, amapola, y ajonjolí para decorar

Preparación:

1. Preparar la mezcla de pan siguiendo las instrucciones del paquete, incluir 1 cucharada de aceite de oliva.
2. Colocar en un lugar tibio por 1 hora para que suba y doble su tamaño.
3. Mientras tanto, precalentar el horno a 220 F.

4. Dividir la masa en 6 piezas iguales y extenderla en una superficie enharinada, lo más fina posible.
5. Transferir la masa plana a bandejas para hornear y barnizar con la clara de huevo batida. Decorar con las semillas.
6. Hornear hasta que estén dorados y crujientes, aproximadamente 15 minutos.
7. El pan puede hornearse el día anterior si lo deseas y almacenarlo en un recipiente hermético hasta que lo necesites.
8. Mezclar el melón con las aceitunas y el queso feta. Esparcir la cebolla y las hierbas por encima.
9. Servir en platos y rociar vinagre y aceite por encima.
10. Servir la ensalada con los panes crujientes.

Ensalada de Atún al estilo Toscano

Tiempo de preparación: 10 minutos
Porciones: 4

Ingredientes:

- 2 latas de atún en agua o aceite y escurridas (latas de 6 oz.)
- 10 tomates cherry cortados en cuartos
- 4 cebollines cortados en rodajas
- 2 cucharadas de aceite de oliva virgen extra
- 2 cucharadas de jugo de limón recién exprimido
- ¼ cucharadita de sal
- 1 15 oz. de frijoles blancos, bien lavados y escurridos
- Pimienta negra molida para condimentar

Preparación:

1. Mezclar con cuidados los frijoles, el atún, el cebollín, los tomates, el jugo de limón, la pimienta, el aceite y la sal.
2. Llevar al refrigerador hasta el momento de servir.

Capítulo 9: Platos Fuertes

Pasta de Tomate y Berenjena

Tiempo de preparación: 15 minutos
Tiempo de cocción: 40 minutos
Porciones: 6

Ingredientes:

- 1 libra de berenjenas en cubos
- 1 libra de tomates pequeños con alrededor de 2 pulgadas de diámetro, cortados a la mitad
- 1 pimiento rojo grande picado
- 1 cebolla grande picada
- 8 oz. de quinua rotelle O pasta integral fusilli
- ¼ taza de pesto fresco
- 4 cucharadas de albahaca fresca picada
- ¼ taza de queso parmesano rallado finamente
- ¼ cucharadita de sal
- ¼ cucharadita de pimienta negra molida

Preparación:

1. Calentar la parrilla.
2. Colocar los tomates con el lado cortado hacia arriba sobre una bandeja de horno engrasada junto a la berenjena, la cebolla, y el pimiento.
3. Cubrir las verduras con un poco de aceite de oliva y sazonar con sal y pimienta.
4. Asar a la parrilla hasta que los vegetales estén tiernos y dorados, dando vuelta a todo menos los tomates.
5. Mientras tanto, calentar el horno a 375 F.
6. Cocinar la pasta según las instrucciones del paquete.

7. Escurrir bien y mezclar con las verduras, el pesto y la mitad de la albahaca fresca picada.
8. Verter con cuchara en una sartén honda engrasada y cubrir con queso por encima.
9. Cubrir la sartén con papel de aluminio y hornear por 15-20 minutos.
10. Espolvorear con el resto de la albahaca fresca y servir.

Pescado Entero Asado con Limón y Orégano

Tiempo de preparación: 20 minutos
Tiempo de cocción: 20 minutos
Porciones: 4

Ingredientes:

- 1 cucharada de aceite de oliva virgen extra
- 2 cucharaditas de jugo de limón recién exprimido
- ½ cucharadita de orégano seco
- 1 cucharadita de sal
- ¼ cucharadita de pimienta negra molida
- 2 dientes de ajo rebanados
- 2 róbalos enteros y limpiados
- 8 rodajas de limón

Preparación:

1. Precalentar la parrilla y untar con aceite.
2. Batir el aceite con el jugo, la pimienta, el orégano y la mitad de la sal. Reservar.
3. Hacer 3 ranuras verticales a cada lado de ambos pescados.
4. Frotar el resto de la sal sobre el pescado.
5. Barnizar con la mezcla de aceite el interior del pez. Rellenar el pescado con ajo y las rodajas de limón.
6. Asar a la parrilla por 15-20 minutos, volteando dos veces y untando con el resto de la mezcla de aceite sobre el pescado hasta que tenga un color dorado y la piel empiece a ponerse opaca.
7. Dejarlo reposar por unos 10 minutos antes de servir junto a una ensalada.

Pollo Griego

Tiempo de preparación: 2 horas
Tiempo de cocción: 6 minutos
Porciones: 4

Ingredientes:
Para el pollo

- 4 pechugas de pollo sin piel y sin hueso
- 1 cucharada de jugo de limón recién exprimido
- 1 cucharada de aceite de oliva virgen extra
- ½ cucharadita de sal
- ¼ cucharadita de pimienta negra molida
- 1 cucharadita de orégano seco
- 1 diente de ajo picado

Para el yogur

- 1 y ¼ tazas de yogur griego sin grasa
- ½ taza de pepino rallado
- 2 dientes de ajo picado
- 1 cucharadita de eneldo recién picado
- ½ taza de pistachos sin cáscara y picados

Preparación:

1. Cortar la pechuga de pollo en mariposa. Para hacer esto, colocar la pechuga sobre una superficie, con el lado brillante hacia arriba y con el extremo puntiagudo hacia el cuerpo. Sostener la pechuga de pollo con la mano y cortar con el cuchillo en posición paralela a la mesa, insertándolo en la parte más gruesa del pollo y cortar casi a través del pollo. Abrir la pechuga como un libro y aplanar suavemente.

2. Mezclar el aceite, el orégano, el jugo de limón y el ajo, y marinar el pollo en esta mezcla por un par de horas en el refrigerador. Voltear el pollo ocasionalmente.
3. Colocar el yogur en un colador de café sobre un bol y refrigerar por 2 horas hasta que suelte su líquido.
4. Mezclar el yogur con el eneldo, el pepino, el ajo y la mitad de los pistachos.
5. Precalentar la parrilla.
6. Sacar el pollo de la marinada y sazonar con sal y pimienta.
7. Asar sobre una parrilla con aceite por un par de minutos en cada lado hasta que se cocine completamente.
8. Servir el pollo con una cucharada del yogur y decorar con el resto de los pistachos.

Risotto de Cebada con Champiñones

Tiempo de preparación: 15 minutos
Tiempo de cocción: 35 minutos
Porciones: 6

Ingredientes:

- 1 oz. de champiñones secos
- 2 tazas de agua hirviendo
- 2 tazas de caldo de carne bajo en sal
- 2 cucharaditas de aceite de oliva virgen extra
- 1/4 libra de champiñones en rodajas
- 1 cebolla pequeña picada
- 3 dientes de ajo picados
- 1 taza de cebada
- 2 cucharaditas de salvia seca
- ¼ cucharadita de sal
- ½ taza de queso parmesano rallado

Preparación:

1. Dejar los champiñones en agua hirviendo por 15 minutos.
2. Colocar un filtro de café o algunas toallas de papel en un colador fino y ponerlo sobre una olla.
3. Verter los champiñones remojados por el colador. Reservar el líquido.
4. Picar los champiñones y reservar.
5. Agregar el caldo al líquido de champiñones y calentar a fuego medio.
6. Calentar el aceite en un horno holandés a fuego medio y cocinar todos los champiñones, el ajo y la cebolla por unos minutos, revolviendo ocasionalmente.

7. Agregar la salvia, la cebada, y la sal, revolver y cocinar por 2 minutos.
8. Agregar una taza del caldo y cocinar por 5 minutos, revolviendo constantemente. La mezcla debe absorber todo el caldo.
9. Continuar cocinando y revolviendo por 20-25 minutos, agregar ½ taza de caldo a la vez hasta que la cebada esté tierna y el líquido se absorba.
10. Servir con queso por encima.

Chuletas de Pavo y Limón

Tiempo de preparación: 10 minutos
Tiempo de cocción: 20 minutos
Porciones: 4

Ingredientes:

- ¼ taza de harina para todo uso
- 1 huevo grande
- 4 chuletas de pechuga de pavo sin piel y deshuesadas, cortadas a la mitad
- 2 cucharadas de aceite de oliva virgen extra
- ½ limón cortado en 8 rodajas delgadas
- 2 cucharaditas de aceitunas verdes deshuesadas o alcaparras lavadas, escurridas y picadas
- ½ taza de vino blanco seco
- 1 taza de caldo de pollo bajo en sal
- 1 cucharada de mantequilla sin sal
- ¼ cucharadita de sal
- ¼ cucharadita de pimienta negra molida
- ¼ taza de perejil picado (opcional)

Preparación:

1. Mezclar la harina con sal y pimienta en un plato hondo.
2. Agregar 1 cucharada de agua al huevo y batir bien en un bol.
3. Enharinar las piezas de pavo y sacudir el exceso.
4. Sumergir en el huevo, cubrirlo bien y escurrir el exceso.
5. Calentar el aceite en una sartén grande a fuego medio alto.

6. Cocinar el pavo por 6-7 minutos volteando hasta que esté cocido y dorado.
7. Retirar el pavo de la sartén y reservar.
8. Cocinar las alcaparras/aceitunas y las rodajas de limón en la sartén por 2 minutos o hasta que el limón se haya dorado.
9. Retirar el limón y reservar.
10. Agregar el vino a la sartén, luego el caldo y cocinar a fuego lento por 6 minutos o hasta que haya espesado un poco.
11. Llevar el pavo de nuevo a la sartén y mezclarlo con el perejil y la mantequilla.
12. Cocinar a fuego lento por 5 minutos o hasta que el pavo esté bien caliente.
13. Servir decorando con las rodajas de limón.

Vieiras Provenzales

Tiempo de preparación: 35 minutos
Tiempo de cocción: 50 minutos
Porciones: 8

Ingredientes:

- 2 cucharadas de mantequilla sin sal
- 1 libra de vieiras bien lavadas y escurridas
- 1 cebolla pequeña picada finamente
- ½ libra de champiñones en rodajas finas
- 1 diente de ajo picado
- 2 tomates medianos pelados y picados
- ¼ taza de vino blanco seco
- 2 cucharadas de salsa de tomate
- ½ cucharadita de sal
- ½ cucharadita de estragón seco y picado
- ¼ cucharadita de romero seco
- Una pizca de pimienta blanca
- ¼ libra de camarones cocidos pequeños y congelados
- 2 cucharaditas de vinagre de vino blanco
- Perejil fresco picado para decorar

Preparación:

1. Precalentar el horno a 400 F.
2. Calentar la mantequilla a fuego medio y dorar ligeramente las vieiras. No cocinar muchas a la vez, cocinar en tandas si es necesario. Retirar las vieiras y colocarlas en moldes engrasados con mantequilla o en ollas refractarias individuales.
3. Cocinar los champiñones y las cebollas en la sartén hasta que la cebolla se ablande y comience a dorarse.

4. Revolver los tomates, el ajo, y la salsa de tomate. Añadir el vino, la sal, las hierbas y la pimienta blanca, y dejar hervir.
5. Cubrir la sartén, bajar la temperatura y cocinar a fuego lento por 15 minutos.
6. Destapar y cocinar por otros 3 minutos o hasta que se espese.
7. Mezclar el vinagre y el camarón y verter la salsa sobre las vieiras.
8. Hornear por 10 minutos o hasta que la salsa comience a burbujear y esté dorada por los bordes.
9. Servir decoradas con perejil.

Capítulo 10: Postres

Baklava

Tiempo de preparación: 20 minutos
Tiempo de cocción: 35 minutos
Porciones: 24

Ingredientes:

- 3 tazas de pistachos sin sal picados
- 1/3 taza de azúcar
- 2 cucharaditas de cáscara de naranja fresca
- ¼ cucharadita de clavo de olor molido
- 1/8 cucharadita de mantequilla sin sal
- Aceite comestible en aerosol (si es posible, con sabor a mantequilla)
- 24 láminas de masa de hojaldre, de 17 por 12 pulgadas, cortadas por la mitad de forma transversal
- 1 cucharada de agua
- ¾ taza de miel orgánica
- ¼ taza de jugo de naranja recién exprimido
- 1 cucharada de jugo de limón recién exprimido
- ½ cucharadita de cardamomo molido

Preparación:

1. Precalentar el horno a 350 F.
2. Colocar los pistachos en un bol con ralladura de naranja, el azúcar, la sal, y el clavo de olor. Mezclar bien y reservar.
3. Aceitar un molde para hornear de 9 por 13 pulgadas con el aerosol.

4. Colocar una lámina de hojaldre en la base del molde y llevar un extremo al otro lado del molde.
5. Rociar ligeramente con aceite en aerosol.
6. Repetir con 5 láminas más.
7. Espolvorear 1/3 de la mezcla de nueces por encima.
8. Repetir este procedimiento dos veces más.
9. Para la última capa de nuez, cubrir con 6 láminas de hojaldre engrasadas y luego rociar aceite en la lámina superior, presionándola suavemente dentro del plato.
10. Rociar un poco de agua por encima.
11. Hacer 6 cortes transversales pares y 4 cortes longitudinales para dividir en 24 porciones.
12. Hornear por 30 minutos o hasta que estén dorados.
13. Mientras tanto, mezclar el jugo de limón y el de naranja, la miel y el cardamomo a fuego lento y cocinar por unos 2 minutos o hasta que la miel se haya disuelto.
14. Rociar sobre el baklava y dejar que se enfríe completamente antes de servir.

Manzana horneada

Tiempo de preparación: 10 minutos
Tiempo de cocción: 45 minutos
Porciones: 2

Ingredientes:

- 2 manzanas grandes para cocinar, ácidas en lugar de dulces
- 2 cucharadas de miel orgánica
- ¼ cucharadita de canela molida
- ¼ cucharadita de especias mixtas
- 1 y ½ oz. de nueces picadas
- 1 y ½ oz. de uvas sultanas picadas
- Jugo y cáscara de ½ limón

Preparación:

1. Precalentar el horno a 350 F.
2. Usar un descorazonador de manzanas o un cuchillo afilado para remover el centro de las manzanas.
3. Alrededor del centro de cada manzana, hacer un corte continuo de aproximadamente 1/8 pulgada de profundidad.
4. Cortar una pequeña porción de manzana del centro y empujarla hacia abajo en el centro de la manzana, sellando la base del agujero.
5. Poner ambas manzanas en un molde para hornear.
6. Mezclar bien todos los demás ingredientes.
7. Dividir la mezcla entre las dos manzanas, empujándola firmemente en el centro de ellas y terminando con una pequeña cantidad por encima.
8. Verter ½ pulgada de agua en el molde.

9. Hornear por unos 40-45 minutos en el centro del horno o hasta que la manzana esté dorada y suave
10. Servir inmediatamente, rociar el jugo por encima con un poco de nata fresca.

Pudín de Limón

Tiempo de preparación: 5 minutos
Tiempo de cocción: 5 minutos
Porciones: 4

Ingredientes:

- ¾ taza de azúcar
- ¼ taza de almidón de maíz
- 2 y ½ tazas de leche
- 3 yemas de huevo batidas ligeramente
- Cáscara de 2 limones
- Una pizca de sal
- Jugo de 2 limones
- 2 cucharaditas de mantequilla sin sal
- Galletas integrales trituradas y crema batida para decorar

Preparación:

1. Mezclar el almidón de maíz y el azúcar.
2. Agregar la leche y mezclar hasta que tenga una consistencia suave.
3. Añadir la sal, la ralladura, y las yemas de huevo, mezclando bien.
4. Verter la mezcla en una sartén y calentarla a fuego medio, revolviendo constantemente con una cuchara de madera hasta que la salsa espese lo suficiente como para sostenerse debajo de la cuchara.
5. Retirar la sartén del fuego y añadir la mantequilla y el jugo de limón.
6. Dividir la mezcla en 4 tazones. Dejar que se enfríe unos minutos antes de cubrir con una papel

transparente de cocina y llevar al refrigerador por varias horas.

7. Antes de servir, espolvorear con galletas trituradas y crema batida.

Pastel de Ricotta con Naranja y Limón

Tiempo de preparación: 15 minutos
Tiempo de cocción: 70 minutos
Porciones: 8

Ingredientes:

- 3 libras de queso ricotta fresco
- 8 huevos enteros
- ½ libra de azúcar
- Cáscara de una naranja fresca
- Cáscara de un limón fresco
- Mantequilla para cubrir la sartén

Preparación:

1. Precalentar el horno a 425 F.
2. Mezclar todos los ingredientes juntos en un bol.
3. Cubrir una bandeja de 9 pulgadas con mantequilla.
4. Verter la mezcla cubriendo la bandeja de manera uniforme.
5. Hornear por 30 minutos.
6. Bajar el fuego a 380 F y cocinar por otros 40 minutos.
7. Enfriar antes de servir.

Pavlova

Tiempo de preparación: 15 minutos
Tiempo de cocción: 3 horas
Porciones: 4

Ingredientes:

- 7 oz. de azúcar extrafina
- 4 claras de huevo
- 2 cucharaditas de vinagre
- 1 cucharada de almidón de maíz o harina de maíz
- 1 taza de crema batida
- 1 naranja en gajos
- 1 kiwi rebanado
- 6-8 fresas grandes maduras

Instrucciones:

1. Precalentar el horno a 300 F.
2. Batir las claras de huevo hasta que se formen picos firmes.
3. Batir el azúcar, una cucharada a la vez, y luego mezclar con el vinagre.
4. Por último, añadir el almidón.
5. Cubrir una bandeja para hornear plana con papel vegetal y engrasar con aceite de oliva en aerosol.
6. Colocar el merengue en el papel en un círculo de 10 pulgadas. Debe tener 3 y ½ pulgadas de grosor.
7. Llevar el merengue al horno, cerrar la puerta e inmediatamente reducir el fuego a 245 F.
8. Cocinar por 2 horas y media o 3 horas, hasta que el merengue esté cremoso y crujiente al tacto.

9. Apagar el horno y dejar que el merengue se enfríe totalmente.
10. Cuando esté frío, despegar del papel vegetal.
11. Colocar la pavlova en un plato y sobre ella la crema batida, extendiéndola por encima casi hasta el borde.
12. Decorar usando tus frutas preferidas.

Pastel de Uva Toscano

Tiempo de preparación: 10 minutos
Tiempo de cocción: 45 minutos
Porciones: 12

Ingredientes:

- ¾ taza de harina para todo uso
- ½ taza de almendra molida
- ½ taza de harina de maíz
- 2 cucharaditas de polvo de hornear
- ½ cucharadita de sal
- 1/3 taza de aceite vegetal
- ¾ taza de azúcar morena ligera
- 1 cucharadita de extracto de almendra
- 3 huevos
- ½ taza de crema agria
- 2 tazas de uvas rojas sin semillas
- 1 cucharada de azúcar morena
- 1 cucharada de azúcar blanca

Preparación:

1. Precalentar el horno a 350 F.
2. En un bol, mezclar las almendras, la harina, la sal, el polvo de hornear y la harina de maíz. Reservar.
3. En otro bol, mezclar el azúcar morena ligera, el extracto de almendra, y el aceite.
4. Añadir los huevos, batiéndolos uno a la vez.
5. Agregar la crema, batiendo para que se integre a la mezcla.
6. Agregar la mezcla de harina e integrar bien.

7. Engrasar un molde de 9 pulgadas y verter la mezcla de manera uniforme.
8. Hornear por 10 minutos.
9. Retirar el pastel del horno y extender las uvas en una capa uniforme por encima.
10. Mezclar el azúcar morena con el azúcar blanco, espolvorear por encima y hornear por otros 30 -35 minutos.
11. Dejar enfriar completamente antes de cortar y servir.

Capítulo 11: Refrigerios

Aceitunas Marinadas con Queso Feta

Tiempo de preparación: 70 minutos
Porciones: 12

Ingredientes:

- 1 taza de aceitunas deshuesadas y rebanadas
- ½ taza de queso feta cortado en cubos
- 2 cucharadas de aceite de oliva virgen extra
- Jugo y cáscara de un limón
- 2 dientes de ajo rebanados
- 1 cucharadita de romero fresco picado
- Pimienta negra molida para sazonar
- Una pizca de pimienta roja molida

Preparación:

1. Mezclar todos los ingredientes juntos en un bol.
2. Cubrir el bol con papel transparente y refrigerar por 24 horas antes de servir.

Hummus

Tiempo de preparación: 5 minutos
Porciones: 4

Ingredientes:

- 1/16 oz. de lata de garbanzos lavados y escurridos
- 1/3 taza de yogur firme ligero
- ¼ taza de cebollín picado
- ¼ taza de perejil fresco picado finamente
- Jugo de 2 limones
- 5 cucharaditas de tahini (pasta de sésamo)
- 1 cucharada de aceite de oliva
- 3 dientes de ajo triturados
- 1/8 cucharadita pimienta negra molida
- Salsa de soja baja en sal
- Pimienta roja molida

Preparación:

1. Poner los garbanzos en una licuadora y licuar hasta obtener una mezcla homogénea.
2. Pasar una cuchara por los lados de vez en cuando para asegurarse de que los garbanzos se licuen bien.
3. Agregar el cebollín, el yogur, el perejil, la tahini, el jugo, el ajo, el aceite, la pimienta negra y un chorrito de salsa de soja.
4. Procesar hasta que tenga una consistencia suave y cremosa (agregar un poco de agua si es necesario).
5. Verter con una cuchara en un bol para salsas, espolvorear con pimienta roja y servir con crudités (verduras curdas).

Cerezas con Ricotta y Almendras Tostadas

Tiempo de preparación: 5 minutos
Tiempo de cocción: 1-2 minutos
Porciones: 1

Ingredientes:

- ¾ taza de cerezas deshuesadas y congeladas
- 2 cucharadas de ricotta semi-descremada
- 1 cucharada de almendras tostadas en rodajas finas

Preparación:

1. Calentar las cerezas en un bol en el microondas por un par de minutos.
2. Colocar las cerezas en otro bol y mezclar con el queso ricotta y las almendras.

Sándwiches de Tomate y Albahaca

Tiempo de preparación: 5 minutos
Porciones: 4

Ingredientes:

- 4 rebanadas de pan integral
- 8 cucharaditas de mayonesa ligera
- 4 rodajas gruesas de tomate
- 4 cucharadas de albahaca fresca
- 1/8 cucharadita de sal
- 1/8 cucharadita de pimienta negra molida

Preparación:

1. Cortar el pan un poco para que tan el mismo tamaño que las ruedas de tomate.
2. Untar la mayonesa sobre las rebanadas de pan.
3. Colocar el tomate y la albahaca por encima y sazonar con sal y pimienta.

Dátiles envueltos

Tiempo de preparación: 10 minutos
Porciones: 4

Ingredientes:

- 16 dátiles enteros deshuesados
- 16 rebanadas de jamón prosciutto
- Pimienta molida para condimentar

Preparación:

1. Envolver cada dátil con una rebanada de prosciutto
2. Sazonar con pimienta.

Arándanos con Crema de Limón

Tiempo de preparación: 10 minutos
Porciones: 4

Ingredientes:

- 4 oz. de queso crema bajo en grasa
- ¾ taza yogur de vainilla bajo en grasa
- 1 cucharadita de miel
- 2 cucharaditas de ralladura de limón
- 2 tazas de arándanos frescos

Preparación:

1. Separar el queso crema en un bol usando un tenedor.
2. Escurrir el yogur para eliminar el exceso de líquido y añadir el yogur y la miel al queso crema.
3. Batir con una batidora eléctrica hasta que quede cremoso y ligero.
4. Agregar la ralladura de limón.
5. Verter la crema y los arándanos en moldes para postre y, si no quiere servir el postre de inmediato, cubrir y llevar al refrigerador por 8 horas.

Conclusión

¡Gracias nuevamente por adquirir este libro!

Espero que la información contenida en él pueda ayudarte a comprender los principios fundamentales de la dieta mediterránea y cómo puede ayudarte a adelgazar para decir adiós a ese peso extra para siempre. La dieta mediterránea es saludable e incluye alimentos frescos, integrales y recetas maravillosas y fáciles de preparar, que puedes disfrutar plenamente, sin preocuparte por contar las calorías. La mismísima base de esta dieta significa que resultará más fácil perder el exceso de peso y sentirte bien mientras lo haces. No todas las recetas son sencillas, pero la mayoría de ellas son fáciles de preparar y cocinar, y el esfuerzo definitivamente valdrá la pena.

El siguiente paso es bastante claro: ¡empezar la dieta! Prepara tu lista de compras de acuerdo a los alimentos que hemos enumerado en los capítulos de este libro y ve directo a la tienda. Al igual que con cualquier otra dieta, puede ser difícil cambiar los hábitos alimenticios, pero una vez que lo hagas, será más fácil seguir ese nuevo régimen. Cambia tu vida hoy: pierde peso, mejora tu salud y niveles de energía al máximo al aceptar el desafío de la dieta mediterránea para llevar un nuevo estilo de vida y transformarte en una nueva persona.

Muchas GRACIAS

Para finalizar, si disfrutaste este libro, me gustaría pedirte un favor. ¿Serías tan amable de escribir una reseña sobre el libro en Amazon? ¡Te lo agradecería mucho!

¡Muchas gracias y buena suerte en tu viaje para transformarte en una persona nueva y saludable!

Revisa Mis Otros Libros

A continuación encontrarás algunos de mis más populares libros en Amazon y también en Kindle. Simplemente haz clic en los siguientes enlaces para verlos. También puedes visitar mi página de autor en Amazon para ver otros trabajos de mi autoría.

www.ingramcontent.com/pod-product-compliance
Lightning Source LLC
Chambersburg PA
CBHW051711020426
42333CB00014B/930
* 9 7 8 1 9 5 1 1 0 3 3 1 6 *